KB155833

노화가 잘못됐습니다

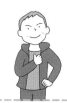

의사가 가르쳐주는
시간을 멈추는 식사법

노화가 잘못 됐습니다

마키타 젠지 **지음** | 김윤희 옮김

한 번뿐인 인생, 천천히 즐기는 법

나는 동경, 긴자에 있는 클리닉에서 연간 3,000명이 넘는 환자를 진료하고 있는 당뇨병 전문의입니다. 클리닉의 이름은 〈AGE 마키타 클리닉〉. 일본에서는 몇 명 안 되는 AGE 전문가 중 한 사람이기도 하지요.

AGE란 'Advanced Glycation End-products'의 줄임말로, '최종당화산물'이라고 번역합니다. 단백질이나 지방과 당이 결합해서 생기는 당화물질을 가리키는데요. 좀 더 쉽게 말하자면, 몸 안에 '녹'이 생기는 것입니다. 우리의 몸은 수분과 지방을 빼고 나면 대부분 단백질로 되어 있는데, AGE는 바로 이 단백질에 아주 나쁜 영향을 미칩니다. 몸의 노화를 가속시킬 뿐 아니라, 심장병이나 뇌졸중 같은 무서운 질병을 초래하는 동맥경화, 암, 골다공증, 치매 그리고 피부의 기미나 주름 등 노화의 모든 현상들에 이 AGE가 연관되어 있는 것입니다. 하지만 일상생활에서 AGE를 최대한 피한다거나 줄여나가면 그 폐해를 막을 수 있습니다. 다시 말해서 몸의 노화를 늦출 수가 있다는 말이지요.

이 책에서는 '요즘 들어 나이 먹은 티가 나는 것 같은데' 하면서 노화를 자각하기 시작하신 분이나 노화로 인한 컨디션 저하를 겪거나 장래의 건강이 걱정되시는 분들에게, AGE 대처법을 중심으로 '노화를 멈추는 방법'을 그림과 표를 이용하여 알기 쉽게 설명했습니다. 궁금한 점이 있었다면 그 항목과 내용을 참고하셔서 식생활과 습관들을 고쳐 나가시기 바랍니다.

이 책이 많은 분들에게 활력 넘치고 건강한 삶을 유지하면서 인생을 즐겁게 영위할 수 있는 지침서가 된다면 더 바랄 것이 없겠습니다.

마키타 젠지

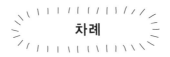

차례

제2장 | 모르면 큰일나는 증상별 노화를 멈추는 법

제3장 | 남성의 고민과 여성의 걱정

제4장 | 인생의 봄날을 위한 증상별 회춘 대책

제5장 | 야속한 시간을 멈추는 20가지 음식

"우리가 몰랐던 노화의 진짜 메커니즘"

제1장

노화의 주범은
산화(酸化)와 당화(糖化)

내 몸이 녹슬고 있다고?

산화란 어떤 물질에 산소가 결합하는 반응으로, 이 반응이 몸 안에서 일어난다면, 몸속에 '녹'이 생기는 것이라고 할 수 있다. 대기 중에는 20퍼센트의 산소가 포함되어 있으며, 외부로부터의 다양한 자극으로 인해 몸속에 활성산소가 발생한다. 활성산소란, 우리가 호흡하고 있는 대기 중의 산소에서 활성화된 산소 및 그 관련 분자의 총칭으로, 불안정한 속성 때문에 여러 물질과 반응하기 쉬운 성질을 가지고 있다. 이 물질이 일정 수준 이상이 되면 세포를 망가뜨려서 암, 심근경색 같은 생활습관 질환을 일으키는 것

노화가 잘못됐습니다

✔ 활성산소가 너무 많은 경우

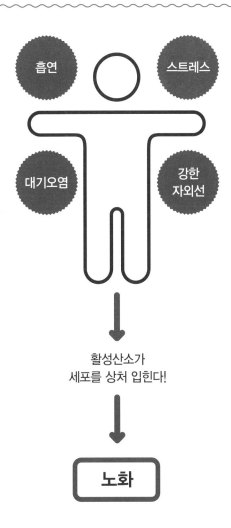

활성산소가
세포를 상처 입힌다!

노화

몸속에 존재하고 있는 항산화반응 방어물질(효소)	식품 안에 있는 성분
● 슈퍼옥시드 디스무타아제(SOD) ● 카탈라아제 ● 글루타치온 페록시다아제	● 비타민 C ● 비타민 E ● 카로티노이드 (카로티노이드란 황색 또는 적색의 색소로, 대표적인 것으로 베타카로틴과 리코핀 등이 있다. 베타카로틴은 동물이나 인간 체내에서 비타민 A로 전환된다)

이다. 다행히 인간의 몸에는 이 활성산소로부터 몸을 지켜내기 위한 항산화반응 방어물질이 갖추어져 있다. 활성산소의 생산이 항산화반응 방어물질을 넘어서는 상태를 '산화 스트레스'라고 하는데, 산화 스트레스를 유발하는 원인으로는 자외선, 대기오염물질, 흡연, 산화된 물질 섭취(오래되어 산화된 기름 등), 과도한 운동, 과중한 업무 등을 들 수 있다. 반대로 산화 스트레스를 억제하는 항산화반응 방어물질로는 생체 내에 존재하는 슈퍼옥시드 디스무타아제(SOD, Superoxide dismutase), 카탈라아제(Catalase), 글루타치온 페록시다아제(Glutathione peroxidase) 등 우리가 효소라고 부르는 물질들이 있다. 그뿐만 아니라 비타민 C, 비타민 E, 카로티노이드

(carotenoid) 등 음식에 함유되어 있는 물질도 있다. 지금까지는 이 산화가 노화의 가장 큰 원인이라고 알려져왔다. 하지만 최근 연구 결과, 다음에 소개할 **당화로 인해 발생하는 AGE(최종당화산물, Advanced Glycation End-products)가 산화 이상으로 노화에 깊게 관여하고 있음**이 밝혀졌다. 설상가상으로 당화반응이 진행되면 산화반응 역시 동시에 진행되고, 산화로 인해 당화가 발생하는 반대의 경우도 일어난다.

다시 말해서 산화반응과 당화반응은 동시에 이루어지는 경우가 많다는 이야기다. 그 때문에 당화산화반응(Glycoxidation)이라고 불러야 한다는 주장도 제기되고 있다.

타서 눌러 붙는 물질이 몸속에 쌓인다면?

당화란 단백질이나 지방에 포도당이 결합하는 반응을 말하는데, 이로 인해 우리 몸속에 '타서 눌러 붙은 물질' 즉 AGE가 발생하는 것이다. 당화는 몸의 노화, 특히 피부 주름이나 기미의 가장 큰 원인이 될 뿐 아니라 암, 심근경색, 뇌졸중, 알츠하이머, 골다공증, 고혈압, 당뇨 등 다양한 질환을 일으키기도 한다. 이쯤 되면 AGE는 '인류 최대의 적'이라고 해도 과언이 아니다. **AGE는 높은**

✓ 당화 진행 과정

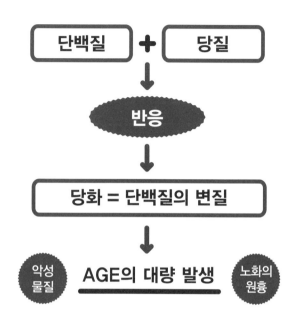

단백질 ✚ 당질

⬇

반응

⬇

당화 = 단백질의 변질

⬇

악성 물질 AGE의 대량 발생 노화의 원흉

✓ 당화를 방지하기 위한 포인트

- 고온 조리한 육류나 생선은 가급적 피한다.
- 당질, 탄수화물을 최대한 적게 먹는다.
- 흡연을 하지 않는다.
- 자외선을 피한다.

노화가 잘못됐습니다

열로 조리하게 되면 대량으로 발생하게 되며, 이 물질을 함유하고 있는 음식물을 섭취하게 되면 AGE도 고스란히 몸 속에 쌓이게 된다. 구체적으로 육류나 생선을 '튀긴다거나', '직화 등 고온으로 구으면' 날것일 때보다 10배 이상의 AGE가 폭발적으로 증가하게 되므로 각별한 주의가 필요하다. 육류와 어류는 날것으로 섭취하는 것이 가장 이상적이지만, 현실적으로 어렵다면 찌거나 삶는 조리법을 추천한다. 이 내용에 대해서는 좀 더 자세하게 다룰 예정이다. 뿐만 아니라 AGE는 포도당에서 만들어지기 때문에, 혈당치를 올리는 당질과 탄수화물을 많이 섭취해도 그 양이 증가한다. 그 외에 흡연이나 자외선도 AGE 증가를 부추기는 요소들이다. 〈영국 피부학회지(British Journal of Dermatology)〉가 2001년도에 발표한 바에 따르면 61세의 여성을 검사해봤더니, 항상 노출되어 있는 이마와 노출되지 않는 대퇴부의 AGE 양이 무려 4배 정도 차이가 나는 것으로 밝혀졌다. 자외선으로 인한 AGE 발생량의 차이라고 할 수 있다.

단백질은 우리 몸 그 자체

머리카락부터 호르몬까지, 안 쓰이는 곳이 없다

'당화란 단백질과 지방에 포도당이 결합하는 반응'이다. 그중에서도 단백질은 인간의 몸 대부분을 구성하는 아주 중요한 성분이다. 단백질에 대해 좀 더 자세히 알아보자.

수분과 지방성분을 제외하면 우리의 몸 대부분은 단백질로 이루어져 있다. 즉 몸 전체가 단백질이라고 해도 과언이 아니다. 머리카락과 손톱을 형성하는 케라틴, 뼈와 피부를 구성하는 콜라겐, 근육을 이루는 체단백질, 혈액의 헤모글로빈, 기타 다양한 호르몬, 호르몬의 일종인 인슐린에 이르기까지, 이 모두가 단백질이

✔ 이 모든 것들이 단백질

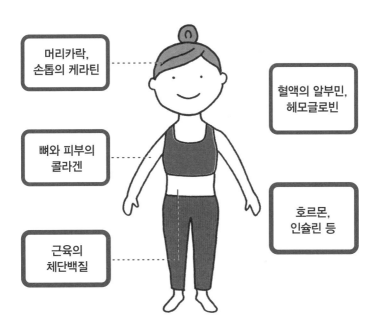

머리카락,
손톱의 케라틴

혈액의 알부민,
헤모글로빈

뼈와 피부의
콜라겐

호르몬,
인슐린 등

근육의
체단백질

* 사람의 몸은 수분과 지방 성분을 제외하면 거의 단백질로 이루어져 있다.

✔ 아미노산은 단백질의 최소 단위

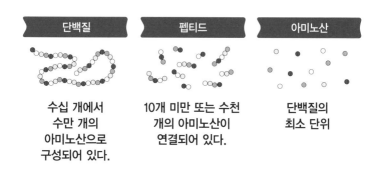

단백질	펩티드	아미노산
수십 개에서 수만 개의 아미노산으로 구성되어 있다.	10개 미만 또는 수천 개의 아미노산이 연결되어 있다.	단백질의 최소 단위

✔ 두 가지 종류로 나뉘는 아미노산

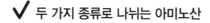

필수 아미노산   ······ 체내에서 합성되지 않는다.

BCAA(이소로이신, 로이신, 발린), 히스티딘, 라이신, 메티오닌, 페닐 알라닌, 트레오닌, 트립토판

비필수 아미노산   ······ 체내에서 합성된다.

아스파라긴, 아스파라긴산, 알라닌, 아르기닌, 시스테인, 시스틴, 글루타민, 글루타민산, 프롤린, 세린, 티로신

다. 이들 단백질의 총중량은 체중의 약 30~40퍼센트에 달한다고 한다. 우리가 종종 듣는 아미노산 역시 단백질의 일종이다. 단백질이라고 하면 육류나 생선을 떠올리는 분들이 많겠지만, 육류나

노화가 잘못됐습니다

생선을 먹었다고 해서 고스란히 체내로 흡수되지는 않는다. 몸 안으로 들어간 음식물은 소화효소의 작용을 통해 펩티드라는 형태가 되고, 소장 등을 거쳐 분해되면서 아미노산 즉 단백질의 최소 단위가 된다.

이 과정을 거치고 난 후에 비로소 전신의 각 부위별 목적에 따른 단백질로 재합성되는 것이다. 이런 식으로 부위별 단백질을 만들어내는 것이 바로 20종류나 되는 아미노산의 조합이다. 결국 몸 안팎의 모든 기관과 부위가 단백질로 이루어져 있기 때문에, **몸 속 단백질이 악성으로 변질되면 노화가 진행될 수밖에 없다.**

노릇노릇한 색이야말로 노화의 원인

AGE는 어떻게 우리 몸에 쌓일까?

노화촉진물질이자 당 독소라고 할 수 있는 AGE는 프랑스의 과학자 루이 카미유 마이야르(Louis Camile Maillard)가 발견했다. 단백질은 앞에서 이야기한 것처럼 아미노산으로 구성되어 있다. 마이야르가 **아미노산(단백질)과 당질을 함께 가열하면 갈색으로 변하는 것을 발견**했는데, 마이야르의 영어 발음인 '메일라드'를 따서 이 반응을 '메일라드반응'이라고 부르게 되었다. 예를 들면 팬케이크는 밀가루(탄수화물)와 설탕(당질), 달걀(단백질)을 섞어서 만든다. 이 반죽을 프라이팬에 넣고 가열하면 갈색이 되는데, 이것이 바로

노화가 잘못됐습니다

✔ 가열로 인해 발생하는 AGE

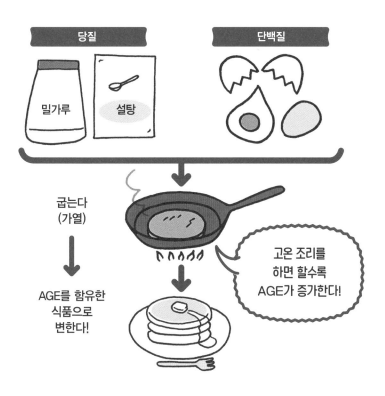

당질

밀가루

설탕

단백질

굽는다
(가열)

AGE를 함유한
식품으로
변한다!

고온 조리를
하면 할수록
AGE가 증가한다!

메일라드반응이다. 문제는 이 과정에서 AGE가 대량으로 발생한다는 사실이다. 와플이나 프라이드 치킨도 메일라드 반응을 보이는데, 이처럼 단백질 또는 당질이 포도당과 결합함으로써 AGE가 생겨나는 것이다. 이러한 조리 과정뿐 아니라 식품 자체에 AGE가 들어있는 경우도 있다. AGE는 음식을 통해 몸속으로 들어와서 당질 또는 단백질이 체온으로 가열되면 그 성분들과 합성되어 만들어진다. AGE는 체내로 흡수되어 쌓이면 웬만해서는 몸 밖으로 배출되지 않기 때문에, **모든 장기나 조직에 쌓여서 조직을 파괴하기도 하고 노화의 원인이 되기도 하는 것이다.** 그러므로 AGE가 쌓이지 않게 하려면 당질 과다섭취를 피해야 한다.

노화가 잘못됐습니다

✔ AGE가 몸속에 들어오는 두 가지 경로

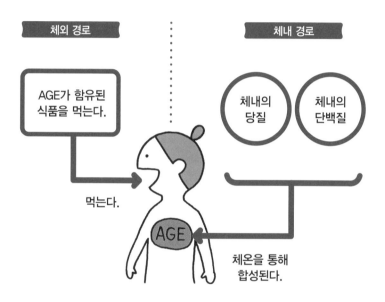

날것에 가까운 요리가 늙지 않는 비법

튀기기보다는 삶아서 먹기

AGE는 같은 식품이라도 조리법에 따라 함유량이 달라진다. 가장 적은 경우는 물론 날것으로 먹는 경우다. 그 다음은 삶기, 찌기, 굽기, 튀기기 순이다. 고온 조리를 하면 할수록 AGE는 증가하게 되어 있다. 생선의 경우는 굽거나 튀기기보다 날것으로 먹는 회가 가장 좋다. 식품을 통해 섭취한 AGE는 대부분 소화 과정에서 분해되지만, 10퍼센트는 몸속으로 흡수되고, 그중 0.6~0.7퍼센트는 몸속에 그대로 남는다고 보면 된다. 일반적으로 하루에 세 끼 식사를 하는데, 그때마다 아주 소량씩이지만 축적되고 있기 때

✔️ 고온으로 조리할수록 발생량이 증가하는 AGE

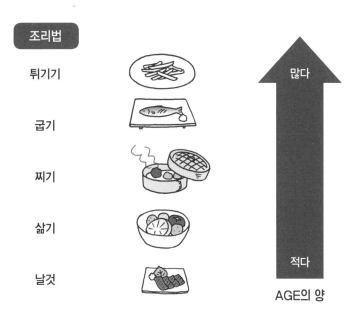

조리법

튀기기

굽기

찌기

삶기

날것

많다

적다

AGE의 양

✔ 노화를 빨리 진행시키는 음식 10가지

고(高)AGE WORST 10 식품	
바베큐치킨	약 16,600KU/100g
베이컨(구운 것)	약 11,000KU/13g
프랑크푸르트 소시지(5분 이상 구운 것)	약 10,143KU/90g
닭다리살(껍질째, 구운 것)	약 10,030KU/100g
비프 스테이크(올리브 오일로 구운 것)	약 9,050KU/90g
치킨카츠(닭가슴살, 껍질째, 25분 이상 튀긴 것)	약 8,965KU/90g
돈카츠	약 7,600KU/100g
치킨너겟	약 7,764KU/90g
피자	약 6,825KU/100g
프랑크푸르트 소시지(7분 이상 데친 것)	약 6,736KU/90g

문에 방심할 수 없다. 그러므로 최대한 AGE가 적게 발생하는 조리법을 연구하고 습관을 들이는 것이 중요하다. 예를 들면 스테이크 같은 경우는 너무 오랜 시간 굽지 말고 살짝 구워서 레어에 가까운 상태가 좋다. AGE는 KU(Kilo Unit)이라는 단위로 표시하는데, 하루 섭취량의 상한선은 7,000에서 1만 KU다. 최대한 이 수치를 넘지 않도록 신경을 쓰는 것이 바람직하다. 예를 들어 베이컨은 13그램에 약 11,000KU의 AGE가 들어있으며, 프랑크푸르

노화가 잘못됐습니다

트 소시지(90그램)도 5분 정도 구웠을 때 1만 KU 이상 함유되어 있다고 보면 된다. 가급적이면 AGE 함유량이 적은 식품을 선택해 취사하도록 하자.

✔ **식품별 AGE 함량표**

식품명	AGE 함유량
고탄수화물 식품	
밥	9KU/100g
파스타(8분 삶은 것)	112KU/100g
식빵(가운데 부분 토스트)	25KU/30g
식빵(가장자리 토스트)	36KU/5g
팬케이크	679KU/30g
와플	861KU/30g
콘후레이크	70KU/30g
감자(25분 삶은 것)	17KU/100g
감자튀김(가정용)	694KU/100g
감자튀김(패스트푸드점)	1,522KU/100g
고구마	72KU/100g
감자칩	865KU/30g
쿠키(수제)	239KU/30g
비스킷	653KU/30g
팝콘	40KU/30g
육류	
프랑크푸르트 소시지(돼지고기, 7분 데친 것)	6,736KU/90g
프랑크푸르트 소시지(돼지고기, 5분 구운 것)	143KU/90g

햄버거(소고기, 6분 튀긴 것)	2,375KU/90g
햄버거(소고기, 패스트푸드점)	4,876KU/90g
로스트비프	5,464KU/90g
베이컨(돼지고기, 전자레인지 3분 가열)	1,173KU/13g
햄(돼지고기)	2,114KU/90g
소시지(돼지고기, 전자레인지 1분 가열)	5,349KU/90g
닭가슴살(껍질 제거)	
날 것	692KU/90g
삶기(1시간)	1,011KU/90g
굽기(15분)	5,245KU/90g
튀기기(8분)	6,651KU/90g
전자레인지 가열(5분)	1,372KU/90g
닭가슴살(껍질째)	
치킨카츠(25분 튀긴 것)	8,965KU/90g
굽기(45분)	5,418KU/90g
치킨너겟	7,764KU/90g
생선	
연어(10분 튀긴 것)	1,348KU/90g
연어(날 것)	502KU/90g
연어(훈제)	515KU/90g
참치(간장 넣고 10분 구운 것)	4,602KU/90g
참치(25분 구운 것)	827KU/90g
참치(통조림)	1,566KU/90g
야채	
브로콜리(데친 것)	226KU/100g
고추(구운 것)	261KU/100g
양파	36KU/100g

　　　　　　　　　　　　　노화가 잘못됐습니다

과일	
사과(날 것)	13KU/100g
사과(구운 것)	45KU/100g
유제품	
우유	12KU/250ml
우유(무지방)	1KU/250ml
우유(무지방을 3분 전제레인지에서 가열)	86KU/250ml
요구르트	10KU/250ml
바닐라 아이스크림	88KU/250ml
미국산 가공 치즈	2,603KU/30g
블루치즈	1,679KU/30g
코티지치즈	1,744KU/120g
모짜렐라치즈	503KU/30g
파르메산치즈	2,535KU/15g
달걀	
노른자(10분 삶은 것)	182KU/15g
노른자(12분 삶은 것)	279KU/15g
흰자(10분 삶은 것)	13KU/30g
흰자(12분 삶은 것)	17KU/30g
달걀(마아가린에 굽기)	1,237KU/45g
콩제품	
두부(데친 것)	3,696KU/90g
두부(기름에 볶은 것)	3,447KU/90g
혼합 식품	
마카로니와 치즈(구운 것)	4,070KU/100g
피자	6,825KU/100g
치즈샌드위치(구운 것)	4,333KU/100g

지방성 식품	
아몬드(로스트)	1,995KU/30g
아보카도	473KU/30g
버터	1,324KU/5g
캐슈넛(로스트)	2,942KU/30g
마아가린(식물성 기름)	876KU/5g
마요네즈	470KU/5g
마요네즈(저지방)	110KU/5g
샐러드 드레싱 프렌치(라이트)	0KU/15ml
샐러드 드레싱 이탈리안(라이트)	0KU/15ml
크림 치즈	3,265KU/30g
올리브	501KU/30g
땅콩 버터	2,255KU/30g
음료	
코코아(무가당)	511KU/250ml
사과쥬스	5KU/250ml
오렌지쥬스(병)	14KU/250ml
야채쥬스	5KU/250ml
커피(한 시간 경과)	34KU/250ml
커피(인스턴트)	12KU/250ml
커피(드립)	4KU/250ml
콜라	16KU/250ml
홍차	5KU/250ml

노화가 잘못됐습니다

피부 처짐이나 주름도 AGE가 원인

피부의 탄력에 관여하는 것

AGE의 영향을 받기 쉬운 단백질 중 하나가 콜라겐 섬유로, 이 콜라겐 섬유는 체내 모든 단백질의 약 30퍼센트를 차지하고 있다. 그중에서도 특히 피부의 70퍼센트는 콜라겐 섬유로 이루어져 있으며, 피부는 표면에서부터 '표피', '진피', '피하조직'의 삼층구조로 되어 있다. 이 가운데 진피는 피부에 탄력을 주는 역할을 하는데, AGE는 진피의 콜라겐 섬유와 표피에 탄력을 주고 탱탱함을 유지시켜주는 엘라스틴 섬유가 만들어낸 입체구조에 직접적인 손상을 입힌다. 이 현상을 과학적으로 밝혀낸 것은, 2007년에 발표된 세

계적인 화장품 제조업체 연구팀이다. 이 연구팀은 유방암 환자가 제공한 피부를 배양하여, 당질과 합성해서 AGE가 생성될 때 피부 세포에 어떤 변화가 일어나는지 연구했다. 결과는 다음과 같다.

- 당화된 표피는 두꺼워진다.
- 당화된 세포에서는 진피 안쪽에 AGE가 쌓인다.
- 콜라겐 섬유를 분해하는 효소의 생산이 2배 가까이 증가하고, 콜라겐 섬유의 분해가 진행될수록 진피가 얇아지면서 콜라겐 섬유와 엘라스틴 섬유에 의한 탄력과 장력이 저하한다.

노화한 피부는 표피가 꺼칠꺼칠해지고 진피가 얇아지면서 주름과 피부 처짐이 증가하게 된다. 즉 AGE는 표피와 진피, 두 가지 모두에 관여하고 있는 것이다.

노화가 잘못됐습니다

✔ 노화의 원리

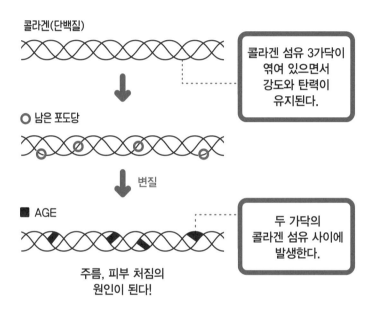

콜라겐(단백질)

콜라겐 섬유 3가닥이
엮여 있으면서
강도와 탄력이
유지된다.

○ 남은 포도당

변질

■ AGE

두 가닥의
콜라겐 섬유 사이에
발생한다.

주름, 피부 처짐의
원인이 된다!

✔ 콜라겐 섬유에 상처를 입히는 AGE

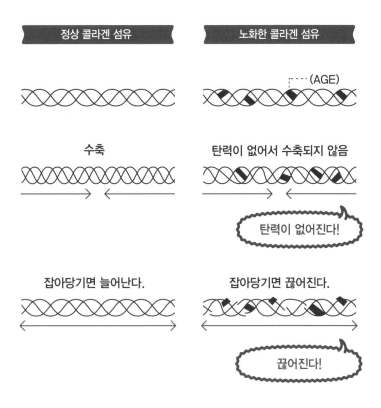

정상 콜라겐 섬유

노화한 콜라겐 섬유

(AGE)

수축

탄력이 없어서 수축되지 않음

탄력이 없어진다!

잡아당기면 늘어난다.

잡아당기면 끊어진다.

끊어진다!

노화가 잘못됐습니다

혈관에 탈이 나면
만병이 온다

혈관 건강의 열쇠도 AGE

혈관도 단백질(콜라겐 섬유)로 이루어져 있다. **인체를 건강하게 유지하는 데 있어서 혈관은 결코 빼놓을 수 없으며, 혈관이 늙으면 몸도 늙는다. 이러한 혈관 노화의 배후에 바로 AGE가 존재하**는 것이다. 혈관은 우리 몸속의 37조 개에 이르는 세포 하나하나에 필요한 산소와 영양소를 공급해준다. 혈관이 막혀서 혈액의 흐름이 멈춰버리면, 세포들은 그 즉시 죽어버린다. 이토록 무서운 혈관노화 현상에서 주목해야 할 것은 동맥경화다. 동맥경화의 대부분은 '아테롬(죽 상태) 경화'라고 불리는 타입으로, 두꺼워진 동맥 내부에 아테롬이라는 찌꺼기가 생기는 것이 특징이다. AGE는 혈액 속에 너무 많이 증가한 나쁜 콜레스테롤들이 혈관에 축적되는 현상에 관여하여, 아테롬 생성과 동맥 안쪽을 두껍게 하는 원인이 된다.

또한 AGE는 혈관에 대해 직접적으로 나쁜 영향을 미친다. 혈관 안쪽의 혈관내피세포에는 AGE를 잡아내는 수용체가 있는데, 이 수용체에 AGE가 결합하면 동맥경화를 진행시키는 염증반응이 일어나게 된다. 동맥경화가 진행되고 혈전이 생기면 결국 혈관이 막히게 되는데, 뇌로 가는 혈관이 막히면 '뇌경색', 심장의 '관동맥'이라는 혈관이 막히면 '심근경색'을 일으킨다. AGE는 그 이외에도 다음 그림처럼 신체의 모든 곳에 나쁜 영향을 미치고 있다.

노화가 잘못됐습니다

✓ 혈관을 늙게 하는 AGE

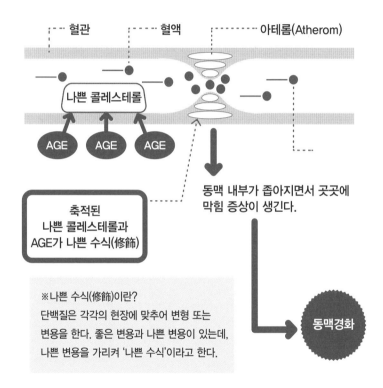

혈관 ----- 혈액 ----- 아테롬(Atherom)

나쁜 콜레스테롤

AGE AGE AGE

축적된
나쁜 콜레스테롤과
AGE가 나쁜 수식(修飾)

동맥 내부가 좁아지면서 곳곳에
막힘 증상이 생긴다.

※나쁜 수식(修飾)이란?
단백질은 각각의 현장에 맞추어 변형 또는
변용을 한다. 좋은 변용과 나쁜 변용이 있는데,
나쁜 변용을 가리켜 '나쁜 수식'이라고 한다.

동맥경화

✔ AGE가 인체에 미치는 영향

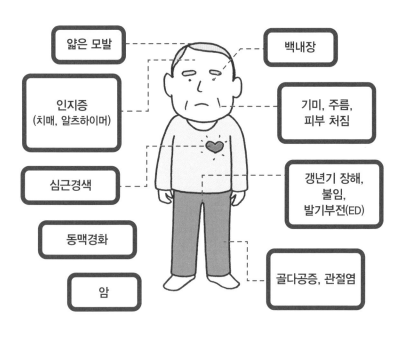

얇은 모발

인지증
(치매, 알츠하이머)

심근경색

동맥경화

암

백내장

기미, 주름,
피부 처짐

갱년기 장해,
불임,
발기부전(ED)

골다공증, 관절염

노화가 잘못됐습니다

젊음을 회복하고 싶다면 당분을 제한하라

우리는 너무 달게 먹고 있다

AGE가 단백질과 당질의 변이 조합 과정에서 생성된다고 해서 단백질 섭취를 제한해서는 안 된다. 왜냐하면 인체의 대부분이 단백질로 되어 있기 때문이다. 심지어 일부 아미노산은 체내에서 만들어지지도 않는다. 오히려 **줄여야 할 것은 당질이다. 현대인들은 당질 과잉섭취가 심각한 수준에 이르러 있다.** 당질은 일반적으로 탄수화물이라고 부르는데, 정확하게는 '당질+식이섬유=탄수화물'이다. AGE의 폐해를 막으려면 제일 먼저 당질을 의식해야 한다. 당질에는 여러 가지가 있지만, **가장 신경 써서 줄여야 하는**

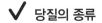 **당질의 종류**

단당류(당질의 가장 작은 단위)	
포도당	체내에서 에너지원으로 사용됨. 주식(主食)은 최종적으로 이 형태로 전환함
과당	가장 달고 물에 잘 녹음. 과일 등에 함유되어 있음
갈락토스(galactose)	포도당과 유사한 당질. 유제품이나 껌 등에 함유되어 있음
이당류(단당류 분자 두 개로 이루어진 것)	
사탕수수	포도당+과당. 설탕의 주성분
유당	포도당+갈락토스. 우유, 유제품에 함유되어 있음
다당류(단당류 분자 여러 개로 이루어진 것)	
전분	포도당이 다수 집합. 쌀이나 옥수수, 뿌리 채소에 함유되어 있음
셀룰로스	포도당이 다수 집합. 식이섬유에 함유되어 있으며, 물에 잘 녹지 않음
글리코겐	포도당이 다수 집합. 체내에서 합성. 에너지원으로 저장됨

것은 포도당이나 설탕 같은 단맛의 단순 당질이다. 이들은 혈당치를 급격하게 올려서 AGE를 만들어내기 때문이다. 과당은 바나나나 사과에 많이 함유되어 있다. 과식은 AGE의 풍성한 원료가 되므로 주의하기 바란다. 당질 다음으로 밥이나 빵, 면류 등의 탄수화물 역시 제한 섭취해야 하는 음식들이다. 식품별 당질 함유량을 잘 살펴서 먹어보자.

　탄수화물이나 당질을 섭취하지 않아도 괜찮을까 걱정하는 사람들이 있는데, 이해가 가는 부분도 있다. 당질은 우리가 몸을 움직

　　　　　　　　　　　　　노화가 잘못됐습니다

✔ 탄수화물은 안 먹어도 괜찮다!

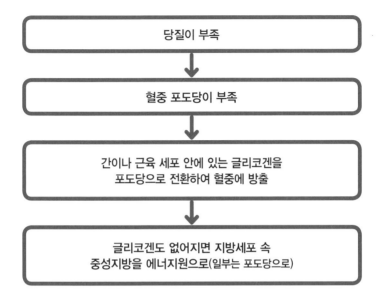

이는 에너지의 원천이 되기 때문이다. 하지만 인간에게는 위에서 소개한 것처럼, 체내에 당질이 부족해졌을 때를 대비한 시스템이 갖추어져 있다. **당질을 섭취하지 않아도 몸속에서 충분히 에너지를 만들어낼 수 있다**는 뜻이다. 식사를 하지 않고 물만 마셔도 어느 정도는 생존할 수 있는 것을 보면 수긍이 갈 것이다.

✓ 식품별 당질 함량표

식품	양	당질량
〈주식〉		
밥		
백미밥	1공기	55.2g
현미밥	1공기	51.3g
회초밥	1개	7.3g
주먹밥	쌀 75g	27.6g
리소토(치즈)	쌀 50g	43.9g
오므라이스	쌀 135g	59.2g
볶음밥	쌀 180 g	68.1g
닭고기 덮밥	쌀 200g	82.5g
소고기 덮밥	쌀 200g	84.5g
돈카츠 덮밥	쌀 200g	86.6g
오뎅 덮밥	쌀 200g	91.1g
비프 카레	쌀 180g	87.9g
면		
메밀소바	삶은 면 180g	50.5g
오뎅소바	삶은 면 180g	60.8g
메밀우동(깨)	삶은 우동 200g	53.6g
오뎅우동	삶은 우동 200g	59.2g
냉국수	수타면 225g	64.7g
소스 야키소바	데친면 150g	62.8g
돈코츠(돼지뼈)라멘	생면 110g	66.1g
냉중화국수	생면 110g	79.4g
미트소스 스파게티	삶은 스파게티 200g	68.3g
빵		
식빵(8등분)	45g	20.0g
식빵(6등분)	60g	26.6g
크로와상	30g	12.7g
난(인도빵)	75g	34.2g

노화가 잘못됐습니다

식품	양	당질량
기타 주식		
당면	30g	25.6g
후르츠 그래놀라	40g	27.7g
플레인 콘 후레이크	40g	32.4g
미펀	50g	39.5g
크리스피 믹스 피자	63g	34.4g
〈주반찬〉		
생선		
말린 전갱이 구이	말린 전갱이 50g	0.1g
열빙어 구이	사할린 열빙어 60g	0.3g
자반 연어 구이	자반 연어 80g	0.1g
장어 꼬치구이	장어 70g	2.2g
방어 양념구이	방어 80g	6.3g
흰 살 생선 튀김	흰 살 생선 70g	8.6g
기타 어류, 가공품		
데친 새우(샐러드용)	60g	0.0g
바다참게(데침)	40g	0.0g
바지락	40g	0.2g
굴	120g	5.6g
연어알	10g	0.0g
참치 플레이크(병조림)	20g	0.0g
한펜(찐 어묵)	30g	3.4g
회		
참치 붉은살	40g	0.6g
오징어	30g	0.6g
방어	40g	0.7g
고등어초절임	40g	1.3g
가리비	36g	1.9g
소고기		
비프 스테이크(등심)	국내산 목등심 100g	1.9g
비프 스테이크(안심)	국내산 안심 100g	2.2g

식품	양	당질량
로스트 비프	국내산 넓적다리 70g	2.2g
비프 햄버거	소고기 다짐육 100g	9.7g
돼지고기		
돼지고기 생강 구이	국내산 목등심 80g	6.3g
돼지고기 피망구이	다짐육 40g	13.7g
군만두	다짐육 50g	17.2g
돼지고기 샤브 샐러드	돼지고기 등심 75g	4.1g
돼지고기 슈마이	다짐육 60g	17.1g
양배추말이	다짐육 50g	14.5g
돈카츠	돼지고기 등심 100g	10.0g
탕수육	돼지고기 목살 80g	25.5g
닭고기		
닭양념구이	영계 닭다리 80g	4.2g
찜닭	영계 닭가슴살 80g	6.4g
닭살 무침	영계 닭가슴살 80g	7.3g
크림 스튜	영계 닭다리 80g	25.0g
닭튀김	영계 닭다리 80g	4.7g
기타 육류, 가공품		
양고기 스테이크	양고기 등심 80g	2.3g
말고기회	말고기 60g	2.5g
비엔나 구이	소시지 50g	3.5g
달걀		
찐달걀	50g	0.2g
플레인 오믈렛	달걀 100g	1.1g
베이컨 에그	달걀 50g	0.2g
두껍게 부친 달걀	달걀 50g	3.2g
콩제품		
판두부	150g	1.8g
연두부	150g	2.5g
유부	15g	0.0g
낫또	50g	2.7g

식품	양	당질량
무가당 두유	200g	5.8g
두유	200	9.0g
마파두부	120	6.3g
〈부반찬〉		
샐러드		
코울슬로 샐러드	양배추 60	4.4g
마카로니 샐러드	마카로니(데침) 20	8.2g
포테이토 샐러드	감자 50	10.1g
해산물 샐러드	오징어, 새우, 문어 각 20	1.4g
녹황색 야채		
시금치 무침	시금치 60g	0.6g
아욱과 가다랑어포 무침	아욱 35g	0.8g
브로콜리 마요네즈 무침	브로콜리 60g	0.8g
써니레터스	25g	0.3g
강낭콩	48g	1.2g
당근	48g	3.2g
방울토마토	58g	3.4g
토마토	145g	5.3g
파프리카	126g	7.1g
단호박	80g	13.7g
흰색 야채		
샐러리 볶음	샐러리 40g	2.0g
양배추 볶음	양배추 100g	4.8g
오이, 미역 초무침	오이 150g	3.5g
숙주 볶음	숙주 100g	1.6g
구운 가지	가지 80g	2.9g
무조림	무 80g	5.4g
우엉 소고기 조림	우 엉50g	8.4g
옥수수(삶은 것)	125g	17.2g

식품	양	당질량
감자/고구마류		
곤약 조림	곤약 80g	2.7g
독일 감자	감자 60g	11.2g
군고구마	고구마 80g	21.4g
해조류, 버섯		
마른 미역	10g	0.2g
구운 김	2g	0.2g
미역줄거리(꼬시래기)	80g	4.4g
톳조림	톳(건조) 7g	5.3g
버섯 구이	송이버섯 80g	1.2g
찌개, 스프		
두부 버섯 된장찌개	판두부 30g	3.1g
달걀찜	달걀 30g	5.2g
계란국	달걀 25g	2.3g
미네스토로네(토마토 스프)	토마토 소스 통조림 50g	12.3g
〈기타 식품〉		
우유, 유제품		
우유	유지방 3.8% 200ml	9.6g
저지방 우유	유지방 1.0% 200ml	11.0g
플레인 요구르트	100g	4.9g
가당 요구르트	100g	11.9g
까망베르 치즈	22g	0.2g
크림 치즈	18g	0.4g
과일		
딸기	50g	3.6g
메론	50g	4.9g
포도	50g	4.5g
키위	50g	5.5g
사과	50g	7.1g
귤	70g	7.8g
수박	100g	9.2g

식품	양	당질량
바나나	50g	10.7g
과자류		
사쿠라모찌(관동풍)	67g	34.6g
카스테라	40g	25.1g
꼬치 당고(팥소)	70g	31.1g
도라야키	73g	40.6g
모란병, 팥소	100g	42.2g
타이야키	85g	42.8g
한국식 붕어빵	126g	58.7g
시라타마(白玉) 단팥죽	단팥죽 180ml	59.0g
카스타드 푸딩	80g	11.8g
슈크림	100g	25.3g
쇼트닝 케이크	95g	35.5g
애플 파이	110g	34.6g
알코올, 음료		
위스키(물 혼합)	위스키 30ml	0.0g
우롱하이	350ml	0.0g
소주(언더락)	50ml	0.0g
브랜디	30ml	0.0g
레드 와인	100ml	1.5g
화이트 와인	100ml	2.0g
니혼슈(잔)	100ml	4.9g
맥주	350ml	10.9g
탄산수	350ml	12.6g

AGE를 물리치는 생활습관

젊음 회복을 위한 네 가지 방법

AGE를 전혀 섭취하지 않는다는 것은 사실상 불가능한 일이다. 하지만 **생활습관을 바꾸면 AGE의 폐해를 줄이고, 최대한 젊음을 유지할 수 있다.** AGE를 줄이기 위해 다음 네 가지를 특별히 신경 쓰자.

① 카테킨 섭취하기

차에 함유되어 있는 폴리페놀의 일종인 '카테킨' 성분에는 AGE 를 막아내는 효과가 있다고 확인되었다.

　　　　　　　　　　　　　　노화가 잘못됐습니다

② 비타민 B군 섭취하기

비타민 B는 체내에서 당화를 억제하기도 하고, AGE로 인한 신체의 폐해를 막아주는 작용을 한다고 알려져 있다. 비타민 B6 역시 AGE 수치를 저하시킨다는 연구 결과가 나와 있다.

③ 근육 강화 트레이닝

고혈당은 AGE 축적의 원료다. 근육 강화 트레이닝으로 근육이 증가하면 근육에 많은 양의 글리코겐이 쌓이게 되고, 그로 인해 인슐린이 혈당치를 떨어뜨리는 효과도 높아지는 것이다.

④ 걷기 운동

식사 후 곧바로 걷기 운동을 하면 고혈당을 예방할 수 있다.

반대로 해서는 안 되는 것은, 당질 과다 섭취, AGE가 많이 함유되어 있는 음식 섭취. 그리고 자외선이나 흡연 역시 AGE 증가를 부추기므로 각별한 주의가 필요하다.

젊음 회복을 위해 이렇게 하자!

AGE를 물리치는 습관

1. 차를 자주 마셔서 카테킨을 섭취

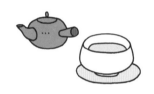

2. 비타민 B군을 섭취

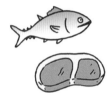

3. 근육강화 트레이닝

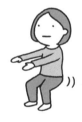

4. 걷기 운동

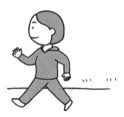

노화가 잘못됐습니다

젊음 회복을 위해 해서는 안 되는 것

AGE를 쌓는 습관

1. 당질 과다 섭취

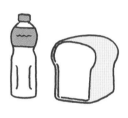

2. AGE가 많이 들어있는 식품 섭취

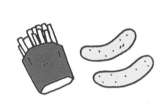

3. 자외선 많이 쬐기

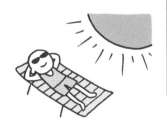

4. 흡연

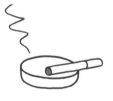

제1장의 핵심 ─────────────

☐ 산화와 당화가 노화의 원인이다.

☐ 최대한 날것에 가까운 조리법으로 만든 음식을 먹는다.

☐ 탄수화물, 당분을 최대한 줄인다.

☐ 야채를 많이 먹는다.

☐ 녹차의 카테킨 섭취를 늘린다.

☐ 자외선은 철저하게 피한다.

☐ 흡연은 절대 금물. 간접 흡연도 피한다.

"모르면 큰일나는 증상별 노화를 멈추는 법

제2장

장어나 참치로 활력을 끌어올린다

한창 이목을 끌고 있는 건강성분 가운데 '카르노신'이라는 성분이 있다. 장어나 닭가슴살, 참치, 가다랑어 같은 회유어(回遊魚, 계절에 따라 무리를 지어 일정한 경로로 이동하는 물고기─옮긴이)에 함유되어 있는 성분이다. **카르노신이 강력한 항산화작용을 가지고 있다는 사실이 주목을 끌면서, AGE를 강력하게 억제하는 효과도 있다는 것이 밝혀졌다.** 카르노신을 함유하고 있는 식품을 자주 그리고 많이 섭취하면 노화의 원인물질인 활성산소를 몸 밖으로 배출하여, 젊고 생생한 몸을 만들고 유지할 수 있을 것으로 기대하고 있

노화가 잘못됐습니다

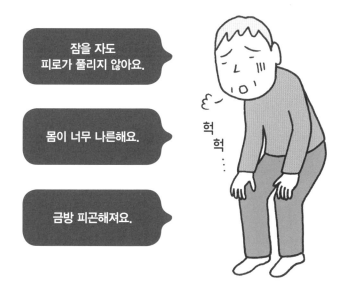

다. 일상생활 속에서 피로가 쌓였다고 느끼면, 카르노신 함유 식품 섭취를 통해 항산화력을 향상시키고 피로회복을 노려보자.

버섯류는 당질이나 지질 대사를 촉진하고 피로회복에도 탁월한 효능을 보인다. 뿐만 아니라 식초에 함유되어 있는 구연산과 아미노산은 피로회복에 있어서 빼놓을 수 없는 물질이다.

참치와 가다랑어에는 원기 활력소가 가득!

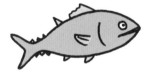

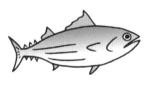

피로회복을 돕는 식생활의
네 가지 포인트

❶ 참치나 가다랑어, 장어, 닭고기에
는 건강성분인 카르노신이 풍부
하다.

❷ 버섯에는 피로회복 효과가 있다.

❸ 피로회복 효과가 높은 구연산, 아
미노산이 함유되어 있는 식초를
먹는다.

❹ 청량음료는 너무 많이 마시지 않
는다.

노화가 잘못됐습니다

피곤할 때 단 음식은 역효과

'피곤할 때 단 음식을 먹으면 효과가 있다'고 믿고 있는 사람들이 많은 것 같다. 하지만 사실은 그 반대다. **당질 섭취로 급격하게 상승한 혈당치를, 마찬가지로 급격하게 떨어뜨리려고 하기 때문에, 불안, 초조와 구토, 졸음 등 다양한 컨디션 난조를 일으키기도 한다.**

청량음료 과잉섭취는 피로를 부른다

'요즘 금방 피곤해져', '안절부절못하는 때가 많아'라고 느낀다면 '반응성 저혈당' 가능성을 의심해 보아야 한다. 일반적으로 혈당치가 올라가면 수치를 내리기 위해 췌장에서 인슐린을 분비한다. **혈당치가 높으면 인슐린 양도 많아지기 때문이다. 청량음료를 수시로 마시면서 계속 당질을 섭취하게 되면 췌장이 약해지면서 균형이 무너질 수 있다.** 그렇게 되면 인슐린이 분비되는 타이밍이 늦어질 뿐 아니라, 필요 이상으로 많이 분비될 수 있다. 그렇게 되면 결국 혈당치가 너무 떨어져버리게 되는데, 이것이 바로 '반응성 저혈당'이다. 반응성 저혈당에 빠지면 쉽게 피곤해지고, 안절부절못하는 증상 외에도, 불면증과 가슴 두근거림, 집중력 부족

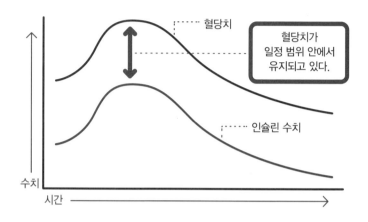

✔ **일반적인 혈당치와 인슐린 수치의 관계**

혈당치

혈당치가
일정 범위 안에서
유지되고 있다.

인슐린 수치

수치

시간

같은 증상들이 나타나게 되는 것이다. 반응성 저혈당은 청량음료를 많이 마시는 사람들에게 잘 나타난다. 보통은 고혈당을 심각하게 생각하지만, 사실은 이러한 **저혈당도 리스크는 매우 크다**고 할 수 있다. 혈당치가 70까지 떨어지면 공복감이나 불안감, 하품, 졸음, 눈 침침함, 두통, 식은땀 등의 증상으로 인해 더 이상 활동을 할 수 없게 된다. 통상적으로 50 이하로 떨어지는 경우는 거의 없지만, 당뇨로 인해 인슐린이나 약을 복용하는 경우 50 이하로 떨어지면, 식은땀이나 가슴 두근거림, 현기증이 일어나기

노화가 잘못됐습니다

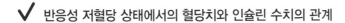

✔ 반응성 저혈당 상태에서의 혈당치와 인슐린 수치의 관계

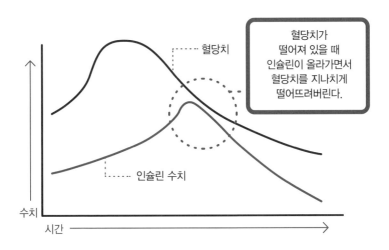

혈당치가 떨어져 있을 때 인슐린이 올라가면서 혈당치를 지나치게 떨어뜨려버린다.

혈당치

인슐린 수치

수치

시간

도 하고, 맥박이나 호흡이 빨라진다. 혈압이 상승하고 안색이 창백해진다거나 홍조를 띠는 증상을 호소하는 사람도 있다. 정확한 이유를 알 수 없는 컨디션 난조의 경우, 우선은 식생활 개선부터 시작해보자.

너무 말라서
몸이 아파요

당질 제한도 과하면 위험하다

당질제한을 하고 있는 사람 가운데 과도한 다이어트로 너무 말라버리는 경우가 있는데, **체중이 너무 적으면 다양한 폐해가 생길 수 있다.** 우선은 백혈구가 감소하면서 면역력이 떨어진다. 또한 갑상선 호르몬 수치가 떨어지고 몸속 여기저기에 이상 증상이 나타난다. 기력이 없어진다거나 피부가 까칠해지고, 혈압 수치가 나빠진다. 심한 경우에는 빈혈, 생리불순, 인지저하 등 건강에 심각한 영향을 미칠 가능성이 높아질 수도 있다. 당질제한 다이어트로 인해 지나치게 체중이 떨어진 경우에는 반대로 당질을 섭취해주

노화가 잘못됐습니다

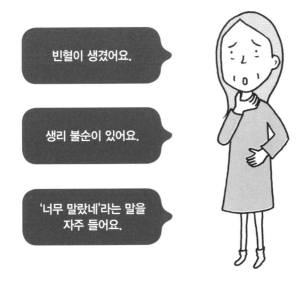

빈혈이 생겼어요.

생리 불순이 있어요.

'너무 말랐네'라는 말을
자주 들어요.

어야 한다. 당질을 보충해주지 않으면 체중이 오르지 않는다(200g
이상). 체중이 너무 빠지지 않게 하려면, 일단은 본인이 꼭 살을 빼
야 할 필요가 있는지부터 검토하는 것이 좋다. 다음에 소개한 계
산법으로 BMI를 산출하면 당질제한을 해야 하는지, 그럴 필요가
없는지 판단할 수 있다. **BMI 수치가 25 이상이면 비만 체형이기
때문에 다이어트가 필요하다.** 단, 지병이 있는 사람은 의사와 상
담해서 다이어트를 시작하면 된다. 다이어트도 하지 않는데 체중
이 줄고 식욕이 없다면 다른 질병의 가능성도 있을 수 있다. 개인

✔ **과도한 당질제한 다이어트를 주의하라!**

BMI 수치(=비만도)

18.5 미만
→ 당질제한 다이어트 금지

18.5~25 미만
→ 당질제한 다이어트 불필요

25 이상
→ 당질제한 다이어트 필요

※ 단, 지병이 있는 사람은 전문의와
　 상담할 것

BMI 수치 계산방법

체중kg÷(신장(m))^2
=BMI

예) 45kg, 160cm

45kg÷(1.6)^2=17.58

**당질제한을 해서는
안 된다!**

적인 의견인데, 대략 한 달에 2킬로그램 이상 체중이 줄었다면 진

료를 받아보는 것이 좋다.

　　　　　　　　　　　　노화가 잘못됐습니다

면역력이 약해서 감기에 잘 걸려요

음식으로 면역력 높이기

감기 바이러스는 자신이 가지고 있는 면역력으로 충분히 이길 수 있다. 돼지고기에는 면역력을 높여주는 아연이 풍부할 뿐만 아니라 전신의 당화를 억제하고 노화물질 AGE 발생을 막아주는 비타민 B1도 듬뿍 들어있다. 아연이 풍부한 돼지 간, 소 아롱사태도 추천한다.

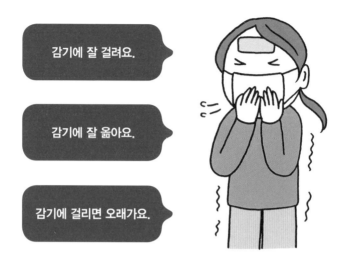

감기에 잘 걸려요.

감기에 잘 옮아요.

감기에 걸리면 오래가요.

감기에 걸리면 죽을 먹어야 할까?

'감기에 걸리면 사과를 갈아서 먹거나 죽을 먹는 것이 좋다'는 이
야기를 많이 한다. 하지만 틀린 방법이다. 감기를 이기려면 면역
력을 높여주는 것이 중요하다. 음식물을 소화시키려면 엄청난 에
너지가 필요한데, 그 양은 여러분이 생각하는 것보다 훨씬 많다.
소화에 에너지를 사용하면 저항력, 즉 면역력을 발휘하는 데 필요
한 에너지의 양은 그만큼 줄어들게 되는 것이다. 그렇기 때문에
감기에 걸리면 아무것도 먹지 않는 편이 좋다. 사람의 몸은 아무
것도 먹지 않고 물만 마셔도 한 달 정도는 살 수 있도록 되어 있다.

노화가 잘못됐습니다

✔ 돼지고기는 면역력을 높여준다!

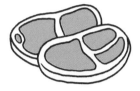

돼지고기에는
노화방지 효과가 있는
비타민 B1 외에도
면역력을 높여주는 아연이 풍부하다!

감기에 걸리면…

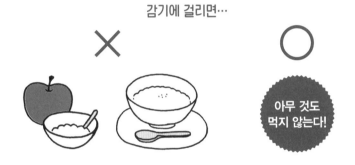

아무 것도
먹지 않는다!

그리고 **어차피 감기에 걸리면 식욕이 없어진다. 몸이 '먹지 마'라는 신호를 보내고 있는 것이다.** 그 신호에 따라, 물만 마시고 음식은 삼가는 것이 좋다. 건강이 회복되고 식욕이 생기면 그때 충분히 먹어도 된다.

혈관이 막힐까 봐 걱정이에요

나쁜 콜레스테롤이 산화하면 동맥경화가 온다

'혈관 노화현상' 중 가장 무서운 것이 동맥경화다. 동맥경화란 혈액을 심장에서 온몸으로 운반하는 동맥이 두꺼워지고 단단해지는 증상이다. 이로 인해 발생하는 대표적인 질병이 바로 '동맥경화증'이다. 동맥경화가 진행되어 '아테롬'이라고 하는 덩어리(응어리 같은 것)가 크게 자란다거나, 그것이 파열되어 혈관 속에 피 덩어리(혈전)가 생기면, 혈관이 막혀서 혈류가 멈춰버린다. 이 혈전이 뇌를 막으면 뇌경색을 일으키고, 심장의 관동맥이라고 하는 혈관을 막으면 심근경색이 발생하는 것이다.

노화가 잘못됐습니다

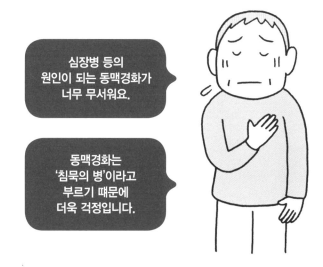

심장병 등의 원인이 되는 동맥경화가 너무 무서워요.

동맥경화는 '침묵의 병'이라고 부르기 때문에 더욱 걱정입니다.

동맥경화의 발단은 나쁜 콜레스테롤의 산화(酸化)다. 콜레스테롤을 증가시키는 포화지방산을 많이 함유하고 있는 것이 바로 동물성 지방(어유 이외)이다. 레드 와인에 들어있는 폴리페놀 성분은 나쁜 콜레스테롤의 산화를 막아준다. 레드 와인을 즐겨 마시는 프랑스 사람들의 경우, 동물성 지방을 많이 섭취하는데도 심장병에 잘 걸리지 않는다는 연구결과도 있다. 이를 가리켜 프렌치 패러독스(French Paradox)라고 한다. 레드 와인 이외에도 예를 들면, 강황이나 콩, 블루베리에 함유되어 있는 폴리페놀 역시 나쁜 콜레스테롤의 산화 방지에 큰 효과를 보인다. 그렇다고 한 번에 많은 양을

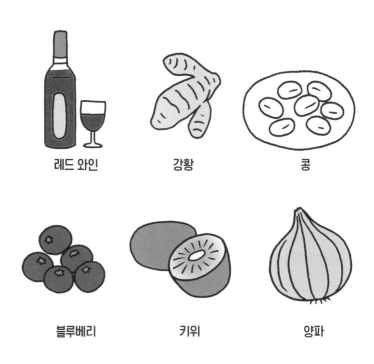

레드 와인	강황	콩
블루베리	키위	양파

섭취하여 지속적인 효과를 기대하는 것은 의미가 없다. **폴리페놀을 함유한 식품을 매일 조금씩 먹는 습관을 들이면 AGE와의 싸움에서도 이길 수 있다.**

뼈가 너무
부실한 것 같아요

AGE 식품을 피하고, 두부나 생선을 먹는다

뼈의 주요 성분은 콜라겐 섬유로, 뼈 건조중량의 거의 반 이상을 차지하고 있다. 이 콜라겐 섬유에 칼슘이나 마그네슘 등의 미네랄 성분이 결정을 이루고 있는 것이 뼈다. **미네랄 성분(골량)이 줄어서 뼈의 강도가 낮아져 골절을 일으키기 쉬운 상태를 골다공증이라고 한다.** 뼈 역시 신진대사를 하고 있는데, '파골세포(破骨細胞)'가 뼈를 분해하고, '골아세포(骨芽細胞)'가 뼈를 합성하는 '골대사(骨代謝)'가 이루어지고 있다. 여성은 고령이 되면 골아세포의 활동성을 높여주는 여성호르몬이 감소하기 때문에 골다공증에 잘 걸리

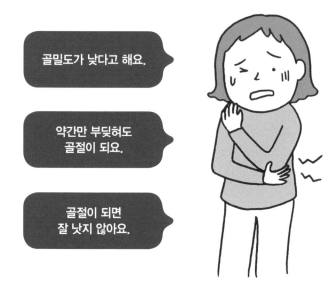

는 것이다. 콜라겐 섬유에 AGE가 생기면 뼈의 강도가 저하될 위험성도 높아질 뿐 아니라, 이렇게 발생한 **AGE는 골대사에도 나쁜 영향을 미친다.** AGE가 골아세포에 있는 AGE 수용체에 달라붙으면, 골아세포의 본연의 임무인 뼈의 합성 스피드를 떨어뜨리고 반대로 파골세포의 활동을 촉진시키는 상황이 벌어지고 만다. 그러므로 뼈를 단단하게 하려면 AGE를 함유한 식품을 절대적으로 피하고 뼈에 좋은 식품 위주로 식생활을 개선해야 한다. 마른 멸치에는 칼슘도 풍부히 들어있을 뿐 아니라, 칼슘의 흡수를 돕는 비타민 D도 다량 함유되어 있다. 콩의 이소플라본 성분은 여성호르

노화가 잘못됐습니다

✓ 뼈를 강하게 하는 식사법

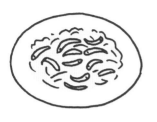

마른 멸치를 많이 먹는다.

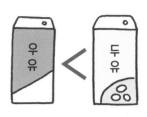

우유보다 두유를 마신다.

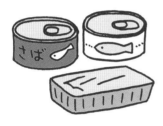

생선 통조림을 먹는다.

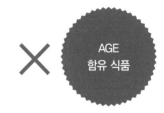

AGE 함유 식품은 최대한
먹지 않는다.

몬 분비 저하로 인한 골다공증 예방에 탁월한 효과가 있다. 우유 같은 경우는 그 품질이 소의 사육 환경이나 제조방법에 따라 좌우되기 때문에, 우유보다는 두유를 추천한다. 뼈째 먹을 수 있는 생선 통조림은 골다공증 예방에 도움을 주는 칼슘을 충분히 섭취하기에 안성맞춤인 제품이다.

무릎이 점점
예전 같지 않아요

60세 이상 인구의 네 명 중 한 명은 퇴행성 관절증

무릎이나 고관절의 연골 또는 조직이 변형하면서 만성적인 염증이 지속되고 통증을 동반하는 것이 퇴행성 관절증이다. 60세 이상, 네 명 중 한 명이 이 질환을 앓고 있다. 그중 무릎 연골이나 반월판이 닳아 없어지는 등의 변형을 일으키는 퇴행성 무릎 관절증을 앓고 있는 추정 환자수는 700만 명(일본의 경우를 말 함. 한국의 경우 국민건강보험공단 발표에 따르면 2019년 현재, 404만 명에 이름—옮긴이)을 웃돌고 있다고 한다. 관절 속의 연골은 주로 콜라겐 섬유로 되어 있는데, 이 콜라겐 섬유는 수명이 긴 것이 특징이다. 그

노화가 잘못됐습니다

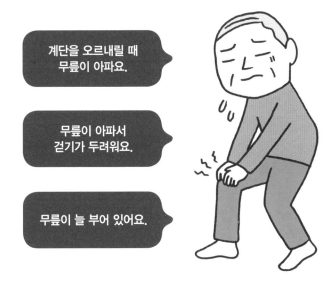

계단을 오르내릴 때 무릎이 아파요.

무릎이 아파서 걷기가 두려워요.

무릎이 늘 부어 있어요.

중에서도 특히 **관절 속에 있는 연골의 수명은 무려 117년이나 된**
다. 태어나서 죽을 때까지 한 번도 교체하지 않고 사용할 수 있다
는 뜻이다. 문제는 그 긴 세월 동안 AGE도 함께 머물게 된다는 점
이다. 퇴행성 관절증을 예방하려면 AGE가 존재할 수 없도록 최대
한 섭취하지 않는 것이 가장 효과적이다. 시중에 관절이나 피부에
좋다고 해서 콜라겐 보조식품들이 많이 팔리고 있는데, 먹는 콜라
겐은 거의 효과가 없다. 입을 통해 들어간 콜라겐은 아미노산으로
분해되어 흡수되기 때문에 이미 콜라겐으로서의 성질을 잃어버리
기 때문이다. 우리 몸의 콜라겐은 모두 체내에서 합성된 것이다.

✔ 퇴행성 관절증, 이것만 기억하자!

- AGE가 위험성을 높인다.
- 60세 이상, 네 명 중 한 명이 걸린다.
- 무릎 연골은 평생 동안 교체하지 않고 사용하기 때문에, AGE가 계속 머물게 된다.
- 먹는 콜라겐 보조식품은 효과가 없다.
- AGE 대책이 가장 효과적이다.

그러므로 콜라겐 보조식품 등에 관심을 갖기보다, 콜라겐 합성에 필요한 성분을 섭취하기 위한 식생활을 고민해야 한다. 하지만 콜라겐 역시 단백질이므로 일상의 식생활로도 충분하다고 할 수 있다.

이가 흔들리고 잇몸이 아파요

방치하면 치아가 모두 빠져버릴 수도 있는 치주염

치주질환은 세균 감염으로 인해 발생하는 염증성 질환이다. 치아와 잇몸 경계에 음식물 찌꺼기가 남으면 그곳에 세균이 서식하면서 염증을 일으킨다. 이 증상이 진행되면 치주 포켓(치아와 잇몸의 틈새)이 깊어지고, 치아를 지탱하는 뼈(치조골)가 녹아내려 치아가 흔들리게 되는데, 이를 가리켜 치주염이라고 한다. 치주염은 자신도 모르게 진행되며, 치아가 저절로 빠지게 될 만큼 중증으로 발전되는 경우도 있다. 당뇨를 앓으면 치주염이 생길 확률도 높다는 것은 이미 알려진 바다. 2018년, 한 연구에서 **당뇨병에 걸리면**

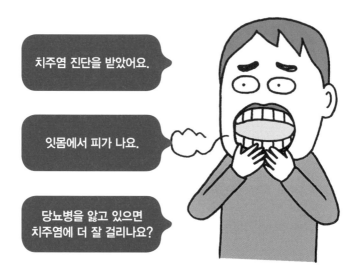

몸에 쌓이는 **AGE로 인해 치아 주변 조직에 염증이 생기고 치주질
환을 일으키게 된다**는 것을 밝혀냈다. 거기에는 식사를 통해 유입
되는 AGE가 가장 큰 원인임도 밝혀졌다. 타액에 들어있는 AGE
를 조사하면 염증으로 인한 위험 정도를 알 수 있다는 사실도 보
고된 바 있다. 즉 AGE는 치주질환균에 의한 염증을 악화시키는
역할도 하는 것이다. 지금까지는 치주질환의 기본적인 예방법으
로, 치석이 생기지 않도록 매일 양치를 깨끗하게 해주어야 한다고
알고 있었지만, AGE와 치주질환의 연관성이 밝혀지면서, 입을

✔ **당뇨병을 앓는 사람은 치주염에 각별한 주의가 필요하다!**

- 치석이 생기지 않도록 매일 양치를 한다.
- 정기적으로 치과 의사에게 치석 제거를 받는다.
- 입을 통해 들어가는 AGE를 최소화한다.
- 당뇨병을 앓는 사람은 특히 치주질환에 조심한다.

통해 유입되는 AGE를 최대한 줄이는 것도 치주질환을 예방하는 효과적인 방법임을 기대할 수 있게 되었다.

즐기던 술을 끊으려니 너무 힘들어요

적당량의 알코올은 건강에 해롭지 않다

알코올은 나의 전문 분야인 당뇨병에 있어서는 적군이 아니다. 그래서 **맥주처럼 당질이 많은 술을 제외하면 '마셔도 된다'**고 조언하고 있다. 왜냐하면 알코올 자체는 당뇨 수치를 떨어뜨리기 때문이다. 나 같은 경우는, 술을 마실 줄 아는 사람은 과음하지 않는 선에서 적당하게, 술을 전혀 못하는 사람은 조금씩 마셔보는 것도 괜찮다고 생각한다. 알코올 섭취량과 사망률 또는 질병 발생율과의 관계를 살펴본 조사가 있다. 그 조사 결과에 따르면, 40대 성인으로, 일주일 동안 100그램의 알코올을 섭취했을 경우 사망률은

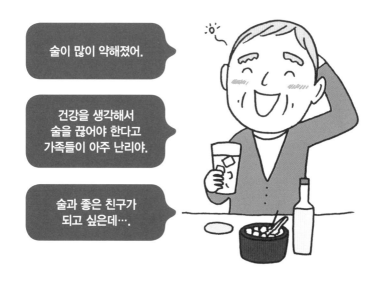

술이 많이 약해졌어.

건강을 생각해서
술을 끊어야 한다고
가족들이 아주 난리야.

술과 좋은 친구가
되고 싶은데….

거의 변함이 없고, 200그램을 섭취하면 수치가 올라간다. 수명으로 환산하면 1~2년의 차이다. 알코올 섭취량이 증가할수록 혈압이 오르면서 뇌졸중 발생 확률도 올라가고, 소화기 계통의 암 발생율도 오른다고 알려져 있다. 반면에 적당한 알코올 섭취는 LDL 콜레스테롤 수치를 떨어뜨린다는 사실도 이 조사를 통해 알게 되었다. 또한 **알코올 자체에는 AGE를 억제하는 효과**도 있다. 이러한 내용들을 종합해볼 때, 고령자들은 소화기 계통의 암에 조심하면서 조금씩 마시면 되고, 활동이 활발한 비즈니스맨들은 일주

✔ 이상적인 음주량은 일주일에 100그램

술의 종류	맥주	청주	위스키블랜디	소주(35도)	와인
	한 병 500ml	1잔 180ml	더블 60ml	1잔 180ml	한 잔 120ml
알코올 도수	5%	15%	43%	35%	12%
순수 알코올 양	20g	22g	20g	50g	12g

일에 100그램 정도는 술을 마셔도 괜찮다고 할 수 있겠다. 여기서 말하는 100그램은 순수 알코올의 양을 말한다. 위의 표를 참고로 환산하면 된다.

노화가 잘못됐습니다

단것을 먹어야
힘이 나는 것 같아요

당질 중독의 원리를 알자

단것을 끊을 수 없는 사람은 '당질 중독'을 의심해보아야 한다. 당질 중독의 원리는 이러하다. 당분이 들어있는 음료를 마시면 혈당치가 단숨에 올라간다. 그러면 도파민이라는 뇌내물질이 분비되는데, 일명 '쾌락물질'로 불리는 이 물질이 분비되면 기분이 좋아진다. 아침에 캔 커피를 마시면 '의욕이 마구 넘친다'는 사람은 바로 이 때문이다. 하지만 그 좋은 기분은 지속되지 않는다. 우리의 몸은 혈당치가 올라간 것을 숙지하면, 수치를 내리기 위해 서둘러 췌장에서 대량의 인슐린이라는 호르몬을 분비하기 때문이

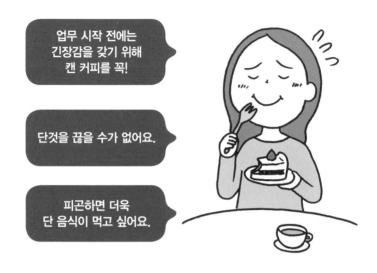

다. **인슐린으로 인해 혈당치가 급격하게 다운되면 기분도 다운되고 불안하고 안절부절못한다거나 구토, 졸음이 엄습**하는 등 불쾌한 증상들이 나타나기도 한다. 그렇게 되면 다시 '행복한 기분'을 느끼고 싶어서 캔 커피를 찾게 되는 것이다. 이러한 일련의 행동들을 반복적으로 지속하는 증상이 바로 당질 중독이다. 캔 커피뿐 아니라 기분이 다운되고 언짢아질 때 단 음식을 찾게 된다면 당질 중독이라고 판단해도 무방하다. 당질 중독에서 벗어나려면 당질 섭취를 멈추는 수밖에 없다. 하지만 도무지 그럴 수 없다면 꿀을 먹어 보자. 꿀은 항산화작용이 있어서 적당량을 섭취하면

노화가 잘못됐습니다

건강 유지에도 도움이 된다. 적당량이란 하루에 티스푼으로 한두

개 정도다.

✔ 당질 중독의 메커니즘

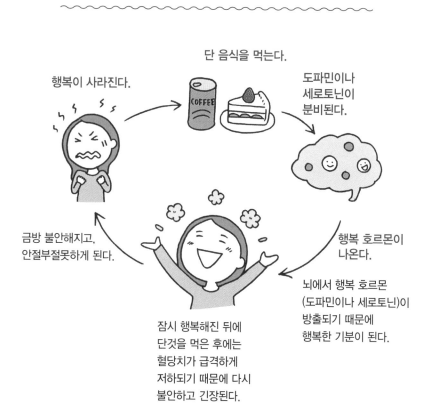

단 음식을 먹는다.

행복이 사라진다.

도파민이나 세로토닌이 분비된다.

금방 불안해지고, 안절부절못하게 된다.

행복 호르몬이 나온다.

잠시 행복해진 뒤에 단것을 먹은 후에는 혈당치가 급격하게 저하되기 때문에 다시 불안하고 긴장된다.

뇌에서 행복 호르몬 (도파민이나 세로토닌)이 방출되기 때문에 행복한 기분이 된다.

배가 부를 때까지
닥치는 대로 먹게 되요

하루 세 끼 말고 여섯 끼를 먹어보자

점심을 많이 먹은 탓에 배가 꺼지지 않아서 저녁 식사를 늦게 한다. 시간 간격이 너무 길어서 배가 고프기 때문에 식사량이 많아진다. 사실 이런 패턴이야말로 최악의 패턴이다. 같은 양이라도 정시에 맞추어서 세 끼를 먹는 것보다는, 횟수를 나누어서 먹으면 살도 찌지 않고 건강에도 좋다. '하루 세 끼를 규칙적으로 먹는다'보다는, **1회 양을 줄여서 5~6끼로 나누어 먹는 습관을 추천한다.** 가능하다면 아침, 점심, 저녁 식사 사이에 간식을 먹는 것이 좋다. 그 이유는 어떤 연구에서, 같은 양의 식사를 하루 세 번 나누어 먹

노화가 잘못됐습니다

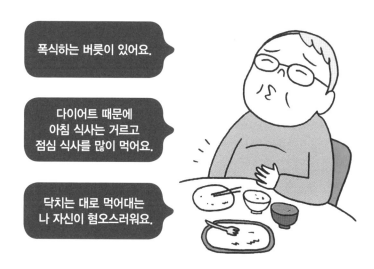

는 경우와, 한 시간 간격으로 먹는 경우의 혈당치를 비교했더니 후자의 혈당치가 훨씬 안정적이라는 결과가 나왔기 때문이다. 여러 번 자주 먹는 편이 혈당치에 유리하다는 뜻이다. 혈당치가 안정적일수록 AGE로 인한 피해도 훨씬 줄어든다. 특히 당질은 더욱더 소량으로 나누어서 먹어야 한다. 만약 저녁 식사 후에 디저트를 먹게 된다면, 식사 후 바로 먹지 말고 시간을 두어 간식에 가까운 타이밍으로 섭취하는 편이 좋다. 간식은 아몬드나 치즈 같은 단백질이 바람직하다. 아침 식사를 거르고 점심에 폭식을 하는 습관은 절대로 금물이다. 특히 아침을 공복으로 지내면 저혈당 상태

✔️ 식사 횟수를 늘리면 살이 찌지 않는다!

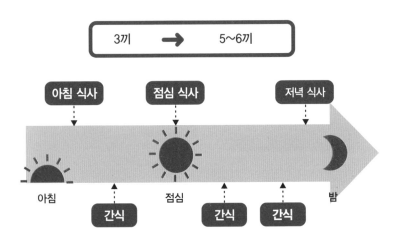

에 빠지기 쉬운데, 그런 상태에서 점심 때 폭식을 하면 혈당치가 단숨에 올라가 혈당치 스파이크를 일으킬 수도 있다. 혈당치 스파이크란 혈당치의 급격한 오르내림으로, 방치하면 당뇨병이나 동맥경화의 원인이 된다. 그러므로 반드시 아침 식사를 하자.

노화가 잘못됐습니다

눈이 침침하고 피곤해요

비타민 A나 폴리페놀을 섭취

눈을 혹사시키면 피곤함을 느낀다. 눈의 피로 이외에 목과 어깨 뭉침, 두통 등의 증상을 일으키는 경우도 있다. 눈을 너무 많이 사용해서 전신에 피로를 느끼는 상태를 '안정피로(眼精疲勞)'라고 한다. 안경이 잘 맞지 않는다거나 정신적인 스트레스가 있으면 눈이 피곤해질 수도 있다. 또한 안구건조증이나 백내장, 녹내장 같은 질환이 원인인 경우도 있다. 뿐만 아니라 PC, 스마트폰, TV 등, 디스플레이 화면을 VDT(Visual Display Terminal)라고 하는데, 이 VDT 작업을 장시간 지속하면 안정피로, 즉 VDT 증후군에 걸릴

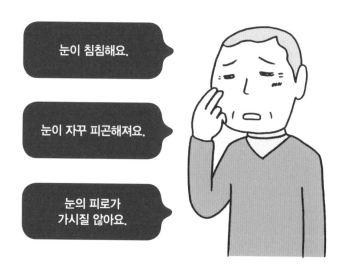

수 있다. 컴퓨터로 한 시간 이상 작업을 하게 될 경우에는 15분 정도 휴식을 취하면서 눈을 쉬게 해주어야 하고, 가습기로 눈의 건조를 막아주는 것도 효과적이다. 눈의 피로는 앞서 이야기한 것처럼, 질병이 원인인 경우도 있기 때문에, 증상이 계속되면 방치하지 말고 전문의를 찾아가 진료를 받아보기를 권한다.

눈이 자주 피곤해지면 평소에 **비타민 A나 블루베리 같은 폴리페놀을 자주 섭취**하는 것이 좋다. 비타민 A는 눈이나 피부 등의 점막 형성과 기능에 관여하고 있으며, 블루베리에는 폴리페놀 성분 중 하나인 안토시아닌이 풍부하게 들어있다. 안토시아닌은 시력

노화가 잘못됐습니다

회복 효과가 탁월하다고 밝혀져 있어서 눈의 피로로 고민하는 분들에게 큰 도움이 될 것이다.

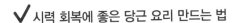 시력 회복에 좋은 당근 요리 만드는 법

삶은 당근에 참치 소스

■ 재료(2인분 기준)
- 길게 자른 당근 2개
- 기름을 따라낸 참치 캔 1캔(70g)
- 다진 양파 1/6개
- 으깬 삶은 달걀 1개
- 잘게 썬 파슬리 약간
- A: 올리브오일 1큰술, 레몬즙 2
  작은술, 꿀 1/2작은술, 소금
  약간, 후추 약간

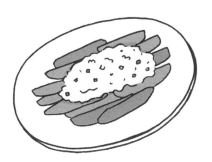

■ 만드는 법(1인분 기준, 201kcal)
① 내열접시에 당근을 올리고 물을 2큰술
   뿌린 다음, 랩으로 싸서 전자레인지에 5
   분 가열한다.
② 볼에 A를 넣고 섞은 다음, 참치, 양파, 삶
   은 달걀, 파슬리 그리고 ①의 가열 과정
   에서 생긴 당근즙 2큰술을 넣고 함께 섞
   는다.
③ 그릇에 ①을 장식하고 ②의 소스를 뿌린다.

> **MEMO**
>
> **블루베리도 물론 적극 추천한다!**
>
> 블루베리의 폴리페놀 중에서도
> 안토시아닌에는 시력 회복 효과
> 가 있다.

눈앞이 자꾸만 뿌옇게 보여요

백내장을 늦추려면 어떻게 해야 할까?

안구에는 수정체라는 것이 있는데, 이 수정체는 카메라 렌즈 역할을 하는 것으로, 눈으로 들어오는 외부의 빛을 모아서 망막에 영상이 깨끗하게 비치도록 두께를 조절해준다. **수정체를 구성하는 크리스탈린이라는 단백질은 평생 동안 한 번도 교체되지 않는다.** 이 크리스탈린에 이상이 생겨서 발생하는 질환 중 대표적인 것이 바로 백내장이다. 백내장은 수정체가 회백색이나 다갈색으로 혼탁해지고, 그로 인해 빛이 망막까지 다다르지 않게 되면서 시야가 뿌옇게 되는 질환이다. 시력 저하와 더불어 사물이 번지

노화가 잘못됐습니다

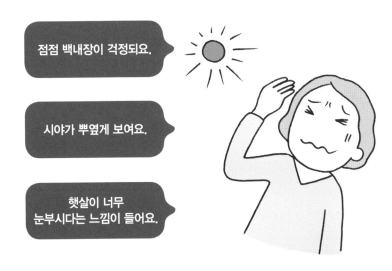

듯 보인다거나, 밝은 곳에서 오히려 잘 안 보인다면 백내장의 전

조증상인지도 모른다. 백내장에는 종류가 있는데, 가장 많은 것

이 노화성 백내장으로, 45세 이상의 연령층에서 환자가 많이 발

생한다. 그런데 백내장에도 AGE가 관여하고 있다. 크리스탈린에

AGE가 생기면 크리스탈린 구성이 변질되면서 투명성이 떨어진

다. AGE는 물체를 갈변시키는 작용도 하기 때문에, 수정체 혼탁

의 원인이 되기도 한다. **크리스탈린에 AGE가 생기는 가장 큰 이**

유는 자외선이다. AGE를 적극 배제하는 식생활과 동시에 자외선

으로부터 눈을 보호하는 것도 중요하다. 모자만 써도 약 20퍼센트, 자외선 차단 효과가 있는 선글라스를 쓰면 90퍼센트 정도의 자외선을 차단할 수 있다.

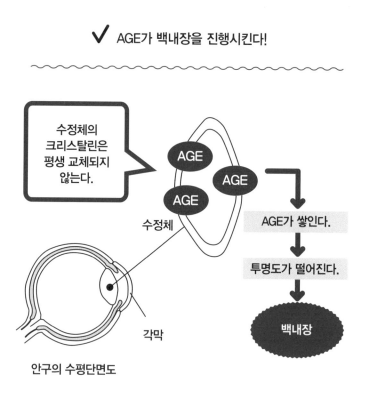

✔ AGE가 백내장을 진행시킨다!

수정체의 크리스탈린은 평생 교체되지 않는다.

수정체

AGE

AGE

AGE

AGE가 쌓인다.

투명도가 떨어진다.

백내장

각막

안구의 수평단면도

노화가 잘못됐습니다

신선한 야채와 함께 식사하기

'요즘 점심을 먹고 나면 졸려서 미치겠어. 나이 탓인가?'

절대 아니다. 나이 탓이 아니라 식사법 탓이다. 점심시간에 **당질을 너무 많이 먹어서 혈당치가 올라가버렸고, 그에 대한 반동으로 급격하게 수치를 떨어뜨려서 저혈당 상태에 빠졌기 때문**에 졸음이 쏟아지는 것이다. 이런 증상을 유발하기 쉬운 음식들이 있다. 예를 들면 덮밥, 라면 같은 단품들이다. 국수나 파스타도 마찬가지다. 반찬이 거의 없는 일품요리의 경우, 대부분 밥이나 면 같은 당질이 대부분이다. 카레라이스나 초밥 같은 경우도 주의가 필

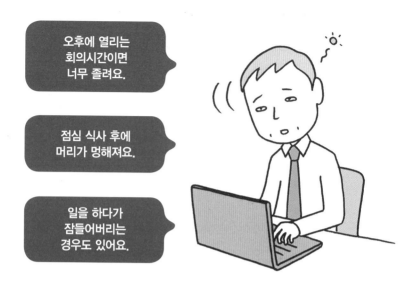

요한 음식이다. 특히 카레라이스는 카레 가루에도 밀가루가 들어
가고, 초밥은 초밥 자체에 설탕이 들어가기 때문이다. 두 가지 모
두 당질이 과하게 들어간다는 것을 기억해두자.

그러므로 오후 업무가 남아있는 날의 점심 식사에는 몇 가지 주
의할 점이 있다.

노화가 잘못됐습니다

✔ 점심을 먹을 때는 이렇게 해보자!

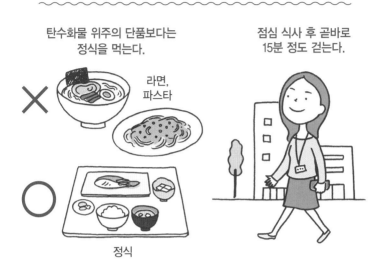

탄수화물 위주의 단품보다는
정식을 먹는다.

라면,
파스타

✕

○

정식

점심 식사 후 곧바로
15분 정도 걷는다.

① 될 수 있으면 단품보다 정식을 먹는다. 어쩔 수 없이 단품을
선택한다면 샐러드와 함께 먹자.

② '야채(생야채, 삶은 야채 등) → 육류나 어류 같은 단백질 → 밥
이나 빵 등의 탄수화물' 순서로 먹자.

③ 빵이나 밥 같은 탄수화물을 최대한 줄이자.

④ 식후 곧바로 15분 정도 산책을 하자.

이 네 가지를 잘 실천하면 상쾌한 기분으로 오후 업무에 임할 수
있을 것이다.

야식을 먹지 않으면 허전해요

잠들기 전에 단 음식은 절대 금물

밤에 단 음식을 많이 먹고 새벽에 불쾌한 기분으로 잠이 깬다면, **'저혈당 발작'을 일으켰을 가능성**이 있다. 한밤중의 저혈당 발작은 주로 젊은 여성들에게 나타나는데, 대부분은 잠들기 전에 당질을 너무 많이 먹었기 때문이다. 취침 전에 단 음식을 먹는 습관은 오늘부터 당장 끊도록 하자. 그 대신 **잠자리에 들기 전에 물 한 잔을 마시는 새로운 습관**을 들이기 바란다. 사람은 잠을 자는 동안 생각보다 많은 땀을 흘리기 때문에 혈액 농도가 진해지기 쉽다. 혈액 농도가 진해지면 혈전이 생겨서 뇌경색을 일으킬 수도 있다.

노화가 잘못됐습니다

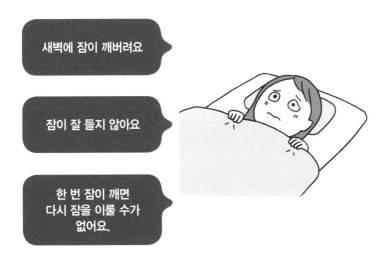

잠자리에 들기 전에 허브티로 몸과 마음을 릴렉스

저녁 식사 후 편안하게 쉬면서 여유롭게 허브티 한 잔 마시는 시간을 추천한다. 레몬밤이나 카모마일, 라벤다, 페퍼민트 같은 허브티는 진정효과가 있어서 불면증에 효과가 있다. 중요한 것은, 하루를 마무리하면서 최대한 편안하고 릴렉스된 시간을 가져야 한다는 점이다. 허브티는 노화의 원인이 되는 AGE 억제 효과도 있다.

✔ 취침 전에 허브티와 물을 마신다!

허브티   물

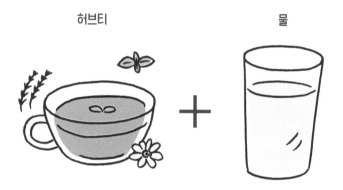

MEMO

불면증에 좋다고 하는 허브티를 저녁 식사 후에 마시면 가장 좋다. 편안하고 여유로운 시간을 갖는 것이 중요. 반대로 잠들기 전에 단 음식은 절대 금물이다.

살이 쪄서
몸이 무거워요

살이 찌는 메커니즘 이해하기

'요즘 살이 너무 쪄서 좀 빼고 싶어'라고 생각하는 분이 있다면, 왜 살이 쪘는지, 그 메커니즘을 이해하는 것부터 시작하자. 우선 하고 싶은 이야기는, '당신을 살찌게 하는 원인은 오로지 하나, 당질'이라는 사실이다. 입으로 들어간 당질은 몸속에서 에너지원이 되기 위해 소화효소에 의해 분해되어 포도당으로 바뀐다. 혈중 포도당의 양을 혈당치라고 하는데, 혈당치가 올라가면 조절을 위해 췌장에서 다량의 인슐린이라는 호르몬이 분비된다. 그리고 간장이나 근육 등으로 포도당이 흡수되는 것이다. 그런데 이들 세포에

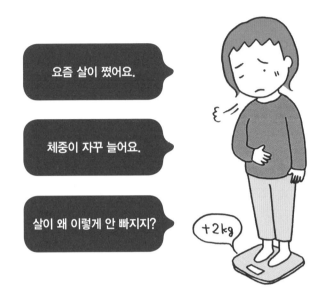

저장되는 양에는 한계가 있다. 더 이상 포도당을 저장할 수 없게 되면 나머지는 중성지방이라는 형태로 지방세포에 쌓이게 되는데, 이것이 바로 살이 찌는 메커니즘이다. '칼로리를 많이 섭취하면 살이 찐다'고 생각하는 사람들이 있는데, 이는 큰 오산이다. 칼로리란 에너지의 단위를 가리키는 말로, 열량을 뜻한다.

칼로리를 제한하는 다이어트를 하면 식사량이 줄어들기 때문에 일시적으로는 살이 빠지는 것 같다. 하지만 체내 에너지가 부족해서 신진대사가 떨어져 버리기 때문에 음식물을 연소시키기 어려

노화가 잘못됐습니다

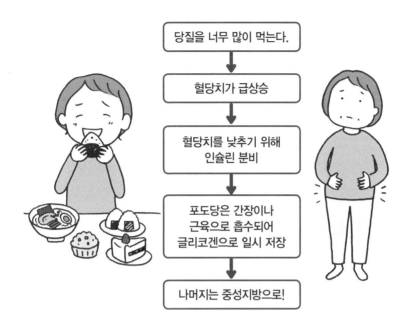

워지고, 그로 인해 살이 빠지기 어렵게 된다. 체중을 감량하려면 오로지 당질을 제한하는 방법밖에 없다. 그럼에도 불구하고 도저히 당질을 끊을 수 없다는 사람은 당질 중독의 가능성이 높다. 다음 페이지의 당질 중독 체크 리스트를 참고해보자.

✔ 당질 중독 체크 리스트

다음 질문에 '네', '아니오'로 답하시오		
1 아침을 잘 먹었는데, 점심 시간이 되기도 전에 공복감을 느낀다	네	아니오
2 패스트푸드나 단 것을 먹기 시작하면 멈출 수가 없다	네	아니오
3 가끔 식사 후에도 만족감이 느껴지지 않을 때가 있다	네	아니오
4 음식을 보거나 냄새를 맡으면 갑자기 배가 고파진다	네	아니오
5 배가 고프지도 않는데 저녁 식사 후 또 먹고 싶어진다	네	아니오
6 자꾸만 야식이 먹고 싶어진다	네	아니오
7 과식 후 몸이 나른해진다	네	아니오
8 점심 식사 후, 왠지 피곤함과 공복감이 느껴진다	네	아니오
9 배가 부른데도 자꾸만 음식을 먹는다	네	아니오
10 다이어트 후, 요요현상을 경험한 적이 있다	네	아니오

'네'가 몇 개입니까?

0~2개 : '중독'은 아니다

3~4개 : 가벼운 '중독'

5~7개 : 중등도의 '중독'

8~10개 : 심각한 '중독'

노화가 잘못됐습니다

✔ 밤에는 당질 제로를 목표로!

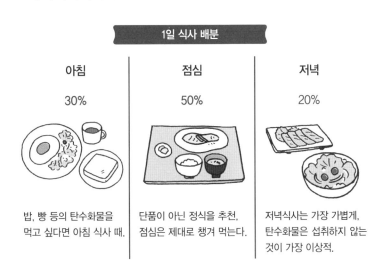

1일 식사 배분

아침	점심	저녁
30%	50%	20%

밥, 빵 등의 탄수화물을 먹고 싶다면 아침 식사 때.

단품이 아닌 정식을 추천, 점심은 제대로 챙겨 먹는다.

저녁식사는 가장 가볍게, 탄수화물은 섭취하지 않는 것이 가장 이상적.

▎특히 밤에는 당분 섭취 절대 금지

하루 세 끼의 식사 배분은 '아침 : 점심 : 저녁=30 : 50 : 20'정도가 이상적이다. 낮 시간에는 당질을 섭취해도 활동을 하기 때문에 살이 찔 위험성이 적다. 하지만 저녁 식사 후에는 거의 잠자는 일만 남겨두고 있기 때문에, 저녁에 당질을 많이 섭취하는 것은 비만으로 가는 지름길임을 명심하자. 밤에는 당질을 절대로 먹지 않기를 권한다. 주식을 먹지 않더라도 단백질이 풍부한 반찬이나 부식으

✔ 살이 빠지는 여섯 가지 원칙

~~~~~~~~~~~~~~~~~~~~~~~~~~~~~~

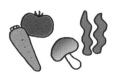

야채, 버섯, 해조류는
듬뿍 먹는다.

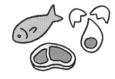

단백질은 매일 섭취한다.

수분은 하루 2리터 이상
마신다.

폭식 금지

밥, 빵, 면류는 피한다.

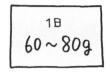

당질은 하루 60~80g,
하루 당질량을 지킨다.

로 얼마든지 만족스러운 식사를 할 수 있다.

무조건 살이 빠지는 여섯 가지 원칙

살을 뺄 수 있는 여섯 가지 방법을 소개한다.

노화가 잘못됐습니다

✔ 이렇게 바꿔서 먹어보자!

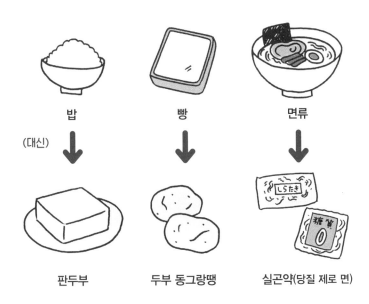

① 수분은 하루 2리터 이상, 술은 당도가 낮은 것으로 마신다.

물이나 차는 자주 마시는 것이 좋다. 홍차나 커피의 경우는 무가당으로. 술은 와인이나 소주, 위스키 같은 증류주, 당질 제로 맥주로. 적당량의 술은 괜찮다.

② 하루 목표 당질의 양은 60~80그램으로 설정한다.

당질의 양은 제1장의 '식품별 당질 함량표'를 참고하기 바란다.

③ 단백질은 매 식사 때마다 섭취한다.

동물성 단백질도 식물성 단백질도 균형 있게 섭취한다.

④ 밥이나 빵, 면류 등의 주식을 피한다.

일반적으로 몸에 좋다고 하는 현미나 통밀빵도 고당질이다. 만두나 춘권 등도 만두피에 당질이 들어있으므로 주의가 필요하다.

⑤ 야채, 버섯, 해조류 등은 마음껏 섭취해도 좋다.

이들 식품에 함유되어 있는 식이섬유는 혈당치 상승을 완만하게 해준다. 식사 초반에 먹는 것이 좋다.

⑥ 폭식하지 않는다.

같은 양이라도 폭식을 하면 혈당치가 급격하게 오른다. 꼭 주식을 먹어야 하는 경우에는 밥 대신에 두부를, 빵 대신 두부로 만든 동그랑땡을, 면 대신 실곤약이나 당질 제로면을 선택하자.

혈당치가
너무 높게 나와요

식습관을 바꾸지 않으면 안 된다

고혈당 상태가 지속되면 당뇨병에 걸릴 가능성도 높다. 2016
년도 국민건강영양조사에 따르면, 당뇨병이 매우 의심되는 사람
과 당뇨병의 가능성을 부정할 수 없는 사람의 추정 숫자가 무려
2,000만 명에 이르는 것으로 조사되었다(일본의 경우다. 한국의 경
우, 2016년도 국민건강영양조사에 따르면 약 410만 명의 당뇨병(확진) 환
자가 있다 ─옮긴이). 여섯 명 중 한 명이 당뇨병 또는 그 예비군이라
는 이야기다(한국은 인구 네 명 중 한 명이 당뇨 예비군이다─옮긴이). 평
소에 혈당치가 높은 사람은 수치가 오르지 않는 식생활로 전환하

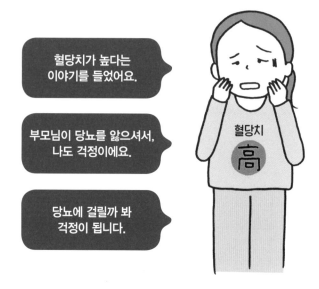

면 당뇨병을 예방할 수 있다. 당뇨병에 걸리지 않으려면 당질 과다섭취를 주의해야 한다. 즉 혈당치가 오르지 않는 식생활을 하겠다는 결심과 실천이 필요하다는 뜻이다. **아직 당뇨병 확진을 받기 전인 사람은 당질제한을 통해 건강했던 상태로 돌아갈 수 있다.**

술은 혈당치를 낮춘다

혈당이 높으면 술을 끊어야 한다고 생각하는 사람들이 많은데, 사실 알코올은 혈당치를 낮추는 작용을 한다. 생화학 교과서 〈데

✔ 와인은 혈당치를 낮추어준다!

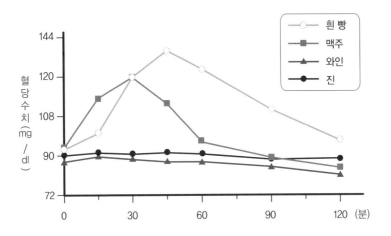

블린 생화학원서 7판)에 실려 있는 사례를 소개하려고 한다.

39세의 여성이 주점에서 술을 마시다가 의식이 몽롱해지면서 구급차에 실려 가게 되었다. 원인은 아침부터 너무 바빠서 식사를 거의 하지 않은 상태에서 술을 마신 바람에 혈당치가 크게 떨어져 버렸기 때문이다. 알코올은 혈당치를 떨어뜨리는 작용을 해서 비만 예방에도 도움이 된다. 단, 적당량을 마셨을 때의 이야기다.

먹는 순서만 바꾸어도 효과가 있다

술 이외에 혈당치를 낮추는 음식이 있다. 식초는 혈당치를 낮춰주는 효과가 높은 것으로 알려져 있다. 중국음식 중 면류나 만두 같은 탄수화물을 먹을 때 곁들이면 좋다. 식초 대신 레몬을 뿌려먹어도 동일한 효과를 얻을 수 있다. 두 가지 모두 AGE도 낮춰주는 우수한 식품이다. 당근은 알파−리포산(α−리포산)이 함유되어 있어서, 혈당치를 낮추어주고 날씬한 몸매를 만들어준다. 또한 항산화작용이 있어서 노화를 늦춰준다. 시나몬은 혈당치 저하와 비만 예방 작용을 한다. 탄수화물을 지질(脂質)과 함께 섭취하면 혈당치가 오르지 않는다. 예를 들면 파스타를 먹을 때 올리브오일을 넣어서 먹으면 효과를 볼 수 있다. 이처럼 식사 순서 하나

노화가 잘못됐습니다

만 신경을 써도 혈당치 상승을 막을 수 있는 것이다. 식이섬유를 함유하고 있는 야채류, 단백질, 탄수화물의 순서가 최상이다. 야채 중에서도 토란, 감자, 고구마 같은 뿌리 식물은 탄수화물을 함유하고 있으므로 뒤쪽에 먹는다. 물론 밥 같은 당질은 맨 마지막에 먹어야 한다.

✔ 혈당치를 낮추는 음식

엑스트라 버진 올리브오일	식초	시나몬	당근	레몬
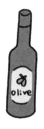				
당질을 먹을 때 올리브 오일과 함께 섭취하면 혈당치 상승을 억제할 수 있다.	식초는 혈당치는 물론이고 AGE 수치도 떨어뜨리는 효과가 있다. 요리와 함께 먹으면 당화를 막을 수 있다.	시나몬은 혈당치를 떨어뜨리고 비만을 막아준다. 혈관을 강화시키는 효과도 있다.	당근 역시 식초와 마찬가지로 혈당치는 물론이고 AGE 수치도 떨어뜨리는 효과가 있다. 항산화, 항당화 효과도 크다.	레몬도 혈당치와 AGE 수치를 떨어뜨린다. 항산화작용도 높다.

→ 식재료 효과에 대한 상세한 내용은 제5장을 참조.

노화가 잘못됐습니다

✔ 혈당치가 오르지 않도록 먹는 순서

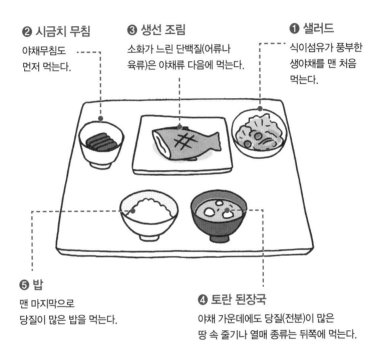

❷ 시금치 무침
야채무침도 먼저 먹는다.

❸ 생선 조림
소화가 느린 단백질(어류나 육류)은 야채류 다음에 먹는다.

❶ 샐러드
식이섬유가 풍부한 생야채를 맨 처음 먹는다.

❺ 밥
맨 마지막으로 당질이 많은 밥을 먹는다.

❹ 토란 된장국
야채 가운데에도 당질(전분)이 많은 땅 속 줄기나 열매 종류는 뒤쪽에 먹는다.

당뇨병 예비군이라는 진단을 받았어요

당뇨병의 90퍼센트는 생활습관 때문에 생긴다

혈액 속의 당분 농도가 매우 높은 것이 당뇨병이다. 그리고 보통 사람보다 혈당치가 조금 높기는 하지만 당뇨병 범주에는 들어가지 않는 상태를 '당뇨병 예비군' 또는 '경계형 당뇨병'이라고 부른다. 당뇨병은 '1형 당뇨병'과 '2형 당뇨병'으로 나눌 수 있다. 1형은 바이러스가 원인이 되어 더 이상 인슐린을 만들어내지 못하는 상태다. 2형은 생활습관으로 인해 췌장의 기능이 약해져서 인슐린 분비가 저하된 상태를 말한다. 당뇨병 중 전체의 90퍼센트는 생활습관이 원인인 2형 당뇨병이라고 할 수 있다. 당뇨병은 혈당치나

노화가 잘못됐습니다

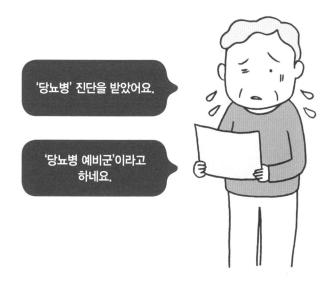

'당뇨병' 진단을 받았어요.

'당뇨병 예비군'이라고 하네요.

헤모글로빈 A1c(당화혈색소) 등의 수치 등을 판독하여 종합적으로 판단한다. 혈당치는 혈액 중의 혈당 농도를 가리킨다. 그런데 헤모글로빈 A1c는 처음 들어본 사람들이 많을 것이다. 헤모글로빈은 혈중 적혈구를 구성하는 단백질로, 혈액 속에 있는 당분과 쉽게 결합하는데 특히 당분 중에서 포도당과 결합한 것을 헤모글로빈 A1c라고 한다. '헤모글로빈 A1c 수치'란 헤모글로빈에 포도당이 결합한 비율로, 다음과 같이 판단한다.

✔ 당뇨병의 두 가지 유형

1형 당뇨병

- 바이러스 등이 원인으로, 췌장에서 인슐린을 만들어내지 못한다.
- 주사로 인슐린을 맞아야 한다.
- 젊은 사람들이 많다.
- 당뇨병 전체 환자의 10%를 차지한다.

2형 당뇨병

- 생활습관 등으로 췌장의 기능이 약해져서 인슐린 분비가 저하된다.
- 혈중 포도당이 증가하면 인슐린 분비가 따라잡지 못한다.
- 40세 이상이 대부분.
- 당뇨병 전체 환자의 90%를 차지한다.

노화가 잘못됐습니다

✔ 식후 혈당치 목표를 200 이하로 한다!

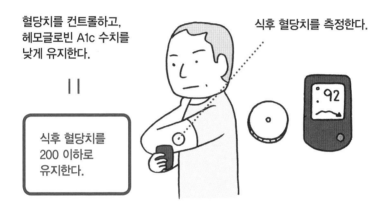

혈당치를 컨트롤하고,
헤모글로빈 A1c 수치를
낮게 유지한다.

∥

식후 혈당치를
200 이하로
유지한다.

식후 혈당치를 측정한다.

`92`

3개월(하루 세 끼 기준),
90끼 가운데 식후 혈당치가
200을 넘는 식사가 15회 미만이면,
헤모글로빈 1c 수치는 6.9% 이하로
안정적이 된다(A1c 수치 7% 미만이
합병증 예방을 위한 목표치).

혈당 변동을 '시각화'한 기구.
센서와 리더,
두 부품으로 이루어짐.
센서를 팔 위쪽에 붙여두면
자동적으로 15분마다 혈당치를
기록한다.
2주 연속적으로 측정할 수 있다.

저녁에는 탄수화물을 멀리한다

당뇨병 환자나 예비군에 해당하는 사람은 혈당 관리를 위해 당분 제한을 해야 한다는 의식을 굳게 다질 필요가 있다. 우선 혈당치를 관리해서 헤모글로빈 A1c 수치를 안정적으로 만든 다음, 합병증 특히 신장이나 망막증이 발생하지 않도록 하는 것이 매우 중요하다. 혈당치를 관리하려면 혈당치를 측정하는 기구를 사용하여 식후 혈당치(식사 시작 후 1시간~1시간 반 후)를 재고, 그 수치가 200 이하가 되도록 식생활을 컨트롤해야 한다. 하루 세 끼를 기준으로 했을 때, 한 달이면 90끼. 그 중 식후 혈당치가 200을 넘는 식사를 15회 이하로 유지하면 대강 헤모글로빈 A1c 수치 당화혈색소는 6.9퍼센트 이하가 된다. 7퍼센트 미만이 합병증 예방의 목표 수치다. **당뇨병을 앓고 있다거나 당뇨병 예비군인 사람은 저녁에 탄수화물을 절대로 먹지 않는 것이 가장 이상적**이다. 밤에 당질을 섭취하면 혈당치가 올라간 채로 잠이 든다. 그 상태가 아침까지 이어지면 헤모글로빈 A1c 수치도 올라가게 되는 것이다.

또한 당뇨병 환자는 프로틴 섭취도 절대 금물이다. 프로틴은 신장 기능을 악화시키기 때문이다. 하지만 필요 이상으로 당뇨병을 두려워할 필요는 없다. 의료 기술이 발전하면서 조기에 당뇨병에 대처하고 예방할 수 있는 시대가 되었기 때문이다. 당화혈색소 수

노화가 잘못됐습니다

당뇨병 환자가 특히 주의해야 할 두 가지

| 프로틴 섭취는 하지 않는다. | 저녁 식사로 탄수화물을 먹지 않는다. |

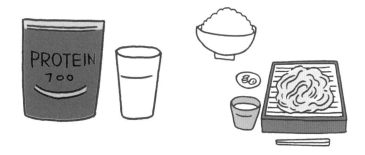

인공적인 단백질 상품인 프로틴이나 아미노산에는 대량의 단백질이 들어 있다. 과식은 신장에 부담을 준다.

밤에 탄수화물을 먹으면 혈당치가 올라간 채 잠이 든다. 고혈당 상태가 아침까지 이어지면 헤모글로빈 A1c 수치도 급상승하게 된다.

치를 떨어뜨리는 약이나 당뇨성 신장질환을 치료하는 약도 개발되었다. 하지만 기본적으로 당질 과다섭취를 하지 않도록 명심해야 한다.

콜레스테롤 수치가 너무 높대요

동맥경화, 생명과 직결되는 질환

콜레스테롤은 지질의 일종으로, 이 수치가 높으면 동맥경화가 진행되고 동맥경화가 진행되면 심근경색이나 뇌경색 등 생명과 직결되는 질환의 발생도 증가한다. 콜레스테롤에는 나쁜 콜레스테롤(LDL)과 좋은 콜레스테롤(HDL)이 있다. LDL이 높을수록 건강에 해롭고, HDL이 높을수록 장수할 수 있다는 것이 일반적인 상식이다. 그런데 최근 들어 모든 LDL이 나쁜 것만은 아니라는 연구 결과가 나왔다.

노화가 잘못됐습니다

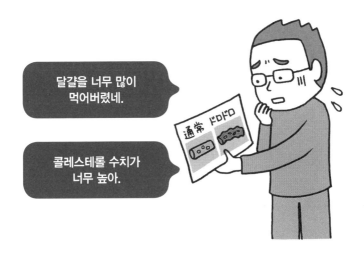

산화나 당화를 주의하면서 먹자

LDL에서 문제가 되는 것은 두 가지. 당화 LDL과 산화 LDL이 그것으로. 우리의 몸을 노화시키는 당화와 산화가 콜레스테롤에도 일어난다는 이야기다. 변성된 LDL 콜레스테롤은 혈관 벽에 쌓이면서 동맥경화를 유발한다. 또한 신체를 이루는 세포들에 만성적인 염증을 일으켜 암을 비롯한 중대한 질병을 초래하기도 한다. 그러므로 무조건 콜레스테롤이 많은 식품을 피하기보다, **당화와 산화 자체에 주의를 기울이는 것이 더 중요**하다. 뿐만 아니라 당질제한을 하면 육류나 지질 식사량이 늘어서 콜레스테롤 수치가 높아진다고 알고 있는데, 이것 역시 잘못된 상식이다. 2012년에 발표한 연구에 따르면, **당질제한 다이어트를 한 경우는 나쁜 콜레스테롤 수치가 좋은 콜레스테롤 수치에 비해 상대적으로 낮아진다**는 결과가 나왔다. 콜레스테롤의 80~90퍼센트는 간에서 만들어지고, 식사를 통해 몸속으로 들어오는 양은 아주 소량이다. 음식물로 들어온 콜레스테롤의 양과 간이 만들어내는 양이 균형을 이루기 때문에, 예를 들어 달걀을 많이 먹었다고 해서 콜레스테롤 수치에 영향을 미치지는 않는다. 달걀은 영양적으로 우수한 식품이기 때문에 건강한 사람은 하루 한 알, 콜레스테롤 수치가 높은 사람도 이틀에 한 알 정도는 먹는 것이 좋다.

좋은 콜레스테롤과 나쁜 콜레스테롤

좋은 콜레스테롤

- 조직에 축적된 콜레스테롤의 제거, 항산화작용, 혈전예방작용, 혈관 내벽 유지, 혈액 응고 방지작용이 있다.
- 수치가 높은 사람일수록 장수.

나쁜 콜레스테롤

- 혈액 속에 많이 존재하면 혈관벽에 침착, 축적되어 염증반응을 일으키고, 혈관 내벽을 상처 입힘으로써 동맥경화가 진행된다. 심근경색이나 뇌경색의 결정적인 원인이 된다.

콜레스테롤의 진실

콜레스테롤의 80~90%는 간에서 만들어진다.

콜레스테롤이 많은 식품을 먹어도 영향은 없다.

✔ 달걀은 많이 먹어도 좋다!

음식을 통해 많이 섭취한 콜레스테롤의 양은 간이 조절하기 때문에, 굳이 달걀을 하루에 한 알로 제한하지 않아도 된다.

【달걀은 영양 밸런스가 좋은 우수 식재료】

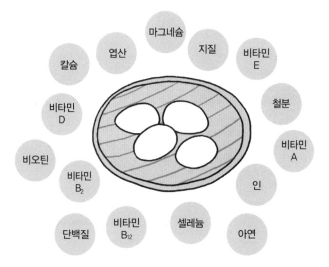

노화가 잘못됐습니다

아스타크산틴은 비타민 E보다 1,000배의 항산화작용

연어의 붉은 색은 아스타크산틴(astaxanthin. 갑각류에서 가장 보편적으로 볼 수 있는 카로티노이드의 일종―옮긴이)이라는 천연 색소다. 이 천연 색소는 비타민 E의 1,000배에 버금가는 항산화력이 있다. 나쁜 콜레스테롤을 줄이고, 암을 예방할 뿐 아니라 아름다운 피부로 가꾸어주는 등 다양한 효과를 발휘한다.

아스타크산틴이 풍부한 연어와, 폴리페놀이 함유된 아스파라거스 레시피를 소개한다. 피부를 아름답게 가꿀 수 있는 레시피이기도 하다. 연어에는 DHA나 EPA도 함유되어 있는데, 이들 영양소는 피부 바로 아래에 집중되어 있기 때문에 껍질째 먹는 것을 추천한다.

✓ 나쁜 콜레스테롤을 줄여주는 연어 요리 만드는 법

연어구이 버섯 크림소스

■ 재료(2인분 기준)

- 연어 2조각
- 4등분을 한 버섯 4개
- 작은 덩어리로 나눈 팽이버섯 1팩
- 어슷썰기를 한 아스파라거스 1줄기
- 얇게 채를 썬 양파 1/4개
- 소금, 후추, 밀가루(박력분) 각각 조금씩
- 올리브오일, 화이트 와인 각 1큰술
- A : 물과 생크림 각 80ml, 과립 콘소메 스프 1작은술

■ 만드는 법

① 연어는 소금, 후추를 살짝 뿌리고 밀가루를 입혀준다.
② 프라이팬에 올리브오일을 2작은술을 데우고, ①의 양면을 구워준다. 화이트 와인을 뿌려준 다음 뚜껑을 닫고 3분 정도 끓여서 그릇에 담아낸다.
③ 같은 프라이팬에 나머지 올리브오일을 데우고, 야채를 넣어서 볶은 다음 소금과 후추(분량 외)를 뿌린다.
④ A를 넣고 잘 저어주면서 5분 정도 익힌 다음, 연어 위에 뿌려준다.

노화가 잘못됐습니다

식품으로 항산화물질을 섭취하기

제1장에서 이야기한 것처럼, 산화와 당화는 동시에 이루어지기 때문에, **안티에이징을 위해서는 당화뿐 아니라 산화를 억제하는 노력도 게을리하면 안 된다.** 우리의 몸에는 산화를 막아주는 항산화 시스템이 있다. 하지만 활성도는 나이가 들면서 저하되므로 식품을 통해 항산화물질을 섭취할 필요가 있다. 항산화물질이란 체내에서 활성산소를 방어하는 물질의 총칭이다.

그럼 항산화물질에는 어떤 것들이 있을까.

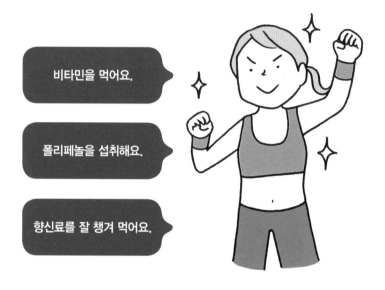

대표적으로는 비타민과 폴리페놀이 있다. 비타민 중에서도 특히 항산화작용이 강한 것은 비타민 A, C, E로, 일명 비타민 에이스(ACE)라고 부른다. 비타민 A는 기름에 녹기 쉬운 성질을 갖고 있으며, 크게 두 가지로 나뉜다. 간이나 장어, 치즈, 달걀 등에 포함되어 있는 동물성 비타민 A와, 녹황색 채소 등에 들어 있는 식물성 비타민 A가 있다. 이들은 각각 어떤 작용을 하는 것일까.

우리 몸속의 세포막은 지질로 이루어진 2중 막이다. 비타민 A는 기름에 잘 녹기 때문에, 이 영양소를 함유한 식품은 물에 데치거나 쪄서 먹으면 좋다고 알려져 있다. 하지만 고온에서 가열하면

노화가 잘못됐습니다

✔ 항산화력을 키우는 법

> ❶ '항산화력은 나이가 들수록 저하된다'는 사실 숙지하기
> ❷ 식품을 통해 '항산화물질' 섭취하기
> ❸ 항산화물질의 대표는 '비타민'과 '폴리페놀'
> ❹ 항산화력이 강한 칼슘 섭취하기
> ❺ 향신료를 요리에 활용하기

AGE가 발생하므로, 살짝 데친 다음 올리브오일 같은 식물성 기름으로 만든 드레싱과 함께 먹는 것이 좋다. 비타민 C는 수용성 비타민이다. 과일, 야채, 감자류에 많이 들어 있으며, 그중에서도 브로콜리나 파슬리 등에 풍부하게 들어있다. 비타민 C는 열에 약해서 날 것으로 먹는다거나 숨이 죽을 만큼만 아주 살짝 데쳐서 먹어야 한다. 많이 먹어도 몸 안에 쌓이지 않고 소변으로 배출되므로, 매일 보충주는 것이 좋다. 비타민 E도 A와 마찬가지로 기름에 잘 녹는 성질을 가지고 있다. 세포막의 지질에 스며들어 활성산소로부터 세포를 막아주는 역할을 한다. 비타민 E는 너츠류나 카놀

✔ 식품으로 비타민이나 폴리페놀을 섭취한다!

비타민이나 폴리페놀이 들어 있는 식품

비타민 A 황마, 당근, 시금치, 닭의 간, 파슬리

비타민 C 파프리카, 브로콜리, 황마, 키위

비타민 E 너츠류, 시금치, 브로콜리, 달걀, 방어

폴리페놀 레드 와인, 강황, 콩, 블루베리, 양파

라유, 홍화씨유 등의 식물성 기름, 황마나 아보카도, 낙화생(땅콩)

등에 많이 들어있다.

노화가 잘못됐습니다

✔ 향신료는 대부분 항산화작용을 한다!

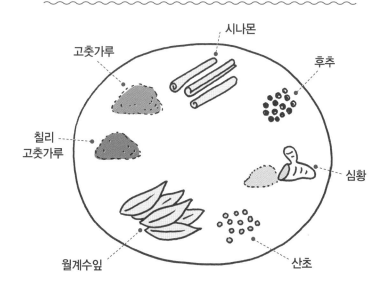

시나몬

고춧가루

후추

칠리
고춧가루

심황

월계수잎

산초

향신료를 잘 이용해보자

비타민이나 폴리페놀뿐만 아니라 카르노신도 항산화작용을 한다. 카르노신은 장어나 닭고기, 참치 등에 함유되어 있으며, 강력한 항산화력을 자랑한다. **대부분의 향신료에는 항산화작용이 있다.** 후추, 산초, 심황, 파프리카, 고춧가루, 칠리 고춧가루, 월계수잎 등 일반적인 향신료도 거의 항산화작용을 가지고 있다고 보면 된다. 적극적으로 테스트를 해보기 바란다.

암에 걸릴까 봐 걱정이 되요

정확한 검사로 조기 발견을 하자

암으로 사망하지 않으려면, 얼마나 일찍 암을 발견해서 치료를 시작하느냐, 그것이 관건이다. 그렇다면 '건강검진을 매년 받으면 되지 않아?'라고 생각할 수도 있지만, 그렇게 간단한 문제가 아니다. 매년 빠짐없이 건강검진을 받았지만 암으로 목숨을 잃는 사람들이 적지 않기 때문이다. 그러므로 아무 생각 없이 남들이 하니까 나도 한다는 식의 건강검진은 큰 효력이 없다는 것을 명심해야 한다. 암을 조기에 발견하기 위해 받아야 할 검사를 본인이 직접 선택하고, 확실하게 암을 발견해나가는 것이 가장 중요하

노화가 잘못됐습니다

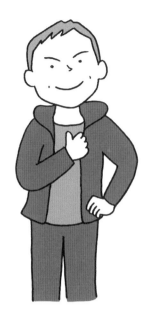

두 명 중 한 명이
걸린다고 하는 암,
정말 걱정되요

암을 예방하고 싶어요.

암의 위험성에서
벗어나고 싶어요.

다. 매년 필수 검사 항목으로는 검사는 혈액검사, 소변검사 그리고 혈압측정. 그 외에 머리부터 하복부까지 CT를 찍고, 위와 장은 내시경으로 점막을 직접 들여다보기. 이 정도면 웬만한 암은 예방 또는 조기 발견으로 치료를 일찍 시작할 수 있다. 검진에 대해서는 내가 예전에 쓴 책《건강검진의 90퍼센트는 거짓》에 자세하게 설명되어 있으므로, 궁금하신 분은 참고하시기 바란다.

암에 걸리지 않으려면 평소에 식단관리를 잘해야 한다. 그중에서도 가장 중요한 것은 항AGE 식품을 섭취하는 일이다. 암과

✓ 발암성이 의심되는 식품을 피한다!

아크릴 아미드(유기합성·플라스틱·접합제의 원료-옮긴이)가 많은 식품

분홍색, 긴 모양의 가공육

포테이토칩

햄

감자튀김

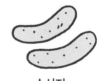

소시지

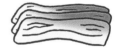

베이컨

아크릴 아미드는 100종류 이상의 AGE 중에서도 가장 강력한 독성 물질. 발암성이 충분히 의심된다.

분홍색을 띠고 있고, 긴 모양을 하고 있는 가공육은 먹지않는 것이 현명하다.

노화가 잘못됐습니다

AGE 역시 밀접한 관계가 있기 때문이다. 유전자 정보를 전달하는 DNA에 AGE가 축적되면 암에 걸릴 확률이 아주 높아진다. 또한 AGE는 암의 전이에도 관계가 있으므로, 암에 걸리지 않으려면 반드시 항 AGE 식생활을 해야 한다.

발암성이 의심되는 식품은 먹지 않기

AGE는 100가지 종류 이상이 있는데, 그중에서도 가장 강력한 독성 물질을 내뿜는 것이 바로 아크릴 아미드. 아크릴 아미드는 국제적인 암 연구기관으로부터 발암성에 관해 나쁜 의미로의 검은 딱지를 받은 물질이다. 고구마나 옥수수처럼 당질을 많이 함유한 식품을 고온에서 가열했을 때 아크릴 아미드가 발생한다. 특히 감자튀김이나 포테이토칩에는 엄청난 양의 아크릴 아미드가 함유되어 있으므로 절대로 먹어서는 안 된다. WHO 세계보건기구가 햄이나 소시지, 베이컨 같은 가공육에 발암성 물질이 들어있다고 발표했을 정도이므로, 아초산염(발색제—옮긴이)이나 방부제가 들어가 있는 식품은 아예 입에 댈 엄두도 내지 말아야 한다. 반대로 적극 추천하는 음식은 야채다. 야채에는 비타민과 미네랄, 식이섬유가 많이 함유되어 있다. 비타민과 미네랄은 우리 몸의 생리기능을 조절해주는 기능을 하고, 식이섬유는 변의 양을 늘린다거나 장내 세균의 먹이가 되어 장 활동을 컨트롤해준다. 장 활동을 활성화시켜 줌으로써 발암물질에 노출될 가능성을 크게 감소시켜주는 것이다. 1일 야채 섭취 권장량은 350그램. 식사 때 함께 나오는 작은 접시의 양이 대략 70그램이니까, 하루 다섯 접시 정도가 기준이다. 살짝 데친 야채와 생야채의 균형을 잘 맞춰서 먹으면 건강에 도움이 될 것이다.

✔ **식품 속 아크릴 아미드의 최소화와 최대치**

식품명	최소치~최대치(단위는 μg/kg)
포테이토칩	467~3,544
감자튀김	512~784
비스킷, 크래커	53~302
아침 식사 대용 시리얼	113~122
옥수수칩	117~535
식빵, 롤팬	9~30
초콜릿파우더	104~141
커피파우더	151~231

(국립의약품 식품위생연구소 조사)

노화가 잘못됐습니다

✔ 야채를 즐겨 먹자!

목표는 하루 350g | 하루에 작은 접시 5개가 기준

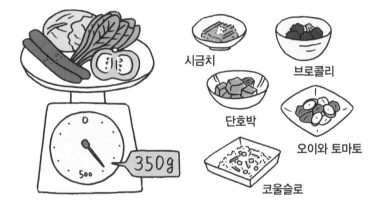

시금치
브로콜리
단호박
오이와 토마토
코울슬로

350g

집중력이 떨어지고
안절부절못해요

반응성 저혈당의 위험

'요즘 집중력이 자꾸 떨어져서 걱정이야' 이런 말을 자꾸 하게 된다면, 반응성 저혈당일지도 모른다. 앞에서도 소개한 것처럼, 보통 혈당치가 오르면 췌장에서 인슐린이 분비된다. 인슐린이 혈당치를 떨어뜨리기 때문에 무리 없이 생활할 수 있는 것이다. 그런데 당질을 계속 섭취하면 췌장의 기능이 떨어지게 되면서 인슐린 분비가 급격히 줄어든다. 그러는 사이에 다시 혈당치는 오르게 되고, 다시 서둘러서 인슐린을 대량으로 분비하게 된다. 그러면 이번에는 혈당치가 너무 떨어져버린다. 혈액 속의 당질은 우리가 살

노화가 잘못됐습니다

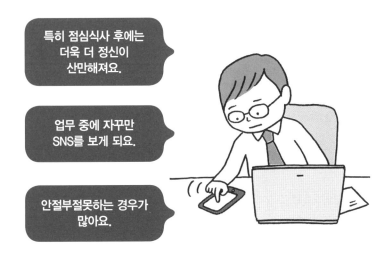

아가는 데 없어서는 안 될 에너지원이다. 그런데 이 수치가 떨어진다면 당연히 이상 증상이 발생하게 되는 것이다. 그러므로 최대한 혈당치를 올리지 않는 식사법을 선택하는 것이 좋다. '무엇을 먹을까', '어떻게 먹을까'를 늘 의식하면서, 위에 소개한 '식사법'으로 바꾸어보자. 집중력에도 변화가 생길 것이다.

✔ 식사법을 바꾸어보자!

점심 식사를 거른다. ➡️ 점심 식사는 먹는다.

점심에 면을 주로 먹는다. ➡️ 야채, 해조류, 육류, 생선 등을 중심으로 먹는다.

모밀국수를 소스에 찍어서 먹는다. ➡️ 메밀국수에 새우 튀김 등을 올려서 먹는다.

일품 요리를 먹는다. ➡️ 정식을 먹는다.

폭식을 한다. ➡️ 조금씩 천천히 먹는다.

노화가 잘못됐습니다

치매가 올까 봐 불안해요

해마의 위축도를 검사하는 VSRAD

뇌의 노화로 인한 질환이 치매다. 치매란 출생 이후 정상적으로 발달해온 여러 가지 정신기능이 만성적으로 감퇴, 소실되는 질환으로, 일상생활 또는 사회생활을 영위할 수 없는 상태를 가리킨다. 치매의 원인으로는 알츠하이머가 가장 많은데, 이를 가리켜 알츠하이머형 치매라고 한다. 이 질환을 앓는 환자의 숫자는 매년 증가하고 있다. 그중 대부분은 유전자 변이가 아닌 돌발성 알츠하이머로, 생활습관이 큰 영향을 미치는 것으로 알려져 있다.

인간의 뇌는 1,000억 개에 달하는 신경세포 덩어리다. 건강한

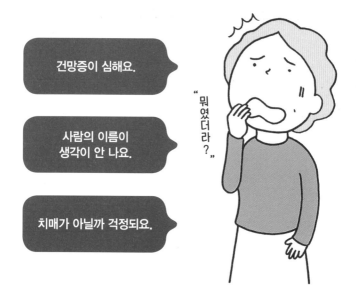

사람의 뇌 단백질에도 아미로이드가 존재한다. 알츠하이머형 치매는 아미로이드가 신경세포 바깥쪽에 침착된다는 특징이 있다. 그것이 모여서 거대한 아미로이드 섬유를 이루면 얼룩처럼 보이기 때문에 노인 반점이라고 부르기도 한다. 노인 반점에는 많은 양의 AGE가 들어있다. 그 외에도 알츠하이머와 AGE와의 연관성을 보여주는 증상적 또는 상황적 증거는 이미 많이 드러나 있다. 앞으로 알츠하이머 발생의 메커니즘이 밝혀지면, AGE와의 연관성은 좀 더 명확하게 드러날지도 모른다. 또한 혈당치가 800을 넘

노화가 잘못됐습니다

으면 생명의 위협을 받을 뿐 아니라, 심장질환, 뇌질환, 치매 같은 질환에 걸릴 확률도 훨씬 커진다. **치매 예방을 위해서도 혈당치 관리는 필수**다.

알츠하이머형 치매는 뇌 중심 부근에 위치하고 기억을 담당하는 '해마'에서부터 위축이 시작되는 것으로 알려져 있다. 건망증이 너무 심하다 싶으면, 해마의 위축도를 알아보는 VSRAD 해석이 필요한데, 뇌 MRI를 찍을 때 최신 소프트웨어 프로그램을 연결하면 해석이 가능하다. **뇌 검사를 받게 된다면, VSRAD 해석이 가능한지 사전에 확인**해보자. 나 같은 경우는 그 결과에 따라 치료방침을 결정한다. 우리 클리닉에서는 증상이 조금 심한 것 같은 환자의 치매 예방을 위해 은행잎 엑기스 보조제를 처방한다.

은행잎 엑기스로 인지기능 개선

10년도 훨씬 넘은 오래 전에 **은행잎 엑기스가 치매예방에 효과가 있다**는 논문이 발표되었다. 그 이후로 나도 은행잎 엑기스를 오랫동안 먹고 있고, 은행잎 엑기스를 먹고 검사 수치가 개선되었다는 환자분도 많다. 수치가 2를 넘는 경우에는 해마의 위축을 확인할 수 있으므로 반드시 전문의의 진료를 받아야 한다. 현재는

✔ VSRAD 해석을 받아보자!

뇌 MRI검사를 할 때 최신 소프트 프로그램을 도입하면,
VSRAD 해석이 가능하다.
이 검사를 통해 해마의 위축도를 알아볼 수 있다.

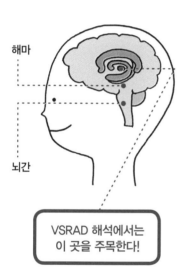

해마

뇌간

VSRAD 해석에서는
이 곳을 주목한다!

【결과】

0~1 : 관심영역(※) 내의 위축은 거
의 없다.

1~2 : 관심영역 내의 위축이 약간 보
인다.

2~3 : 관심 영역 내의 위축이 상당히
보인다.

3~ : 관심 영역 내의 위축이 강하다.

※관심 영역 = 해마

【치료방침】

0~1 : 치매(=알츠하이머병) 걱정은
없다.

1~2 : 조금 위험하므로, 가능하면
예방보조제를 복용한다.

3~ : 상당히 위험하므로, 치매예방
약을 복용할지 말지 치매전문
의를 찾아 진료를 받는다.

노화가 잘못됐습니다

✔ 뇌에 좋은 성분

은행잎 엑기스	은행잎 엑기스가 치매예방에 효과가 있다는 논문이 있다. 해마의 위축도를 개선할 수 있다.
폴리페놀	레드 와인 등에 함유되어 있는 폴리페놀에는 치매예방효과가 있다.
카르노신	닭가슴살에 많은 카르노신이라는 성분에 항 당화작용이 있다는 것이 밝혀지면서, 치매예방효과도 기대를 모으고 있다.
DHA/EPA	청어 등에 함유되어 있는 DHA/EPA는 기억력 향상이나 치매예방효과를 기대할 수 있다.

치매예방을 위한 약품이 네 가지나 나와 있는 상태다. 두려워하지 말고 어서 병원으로 달려가자.

은행잎 엑기스 외에 폴리페놀, 비타민 E, 카르노신 등도 뇌에 좋다고 알려져 있다. 특히 카르노신은 주목을 받고 있으며, 항 AGE 작용도 있어서 치매예방에 대한 기대를 모으고 있다. 카르노신은 닭고기 특히 닭가슴살에 많이 들어있다. 닭가슴살을 맛있게 먹을 수 있는 레시피를 소개해두었으니 한 번 도전해보시길 바란다.

✔ 치매를 예방하는 닭가슴살 요리 만드는 법

저온 조리법으로 AGE를 억제하는 닭가슴살

■ 재료(2인분 기준)

· 닭가슴살 1장
· 얇게 저민 생강 2~3조각
· 대파의 파란 부분 적당량
· A : 잘게 다진 생강 1덩어리, 잘게
　　　다진 양파 1개, 다진 고수 3줄,
　　　참기름 1큰술, 레몬즙 1큰술,
　　　생선간장(넘플라) 각 1큰술, 맛
　　　술 1작은술

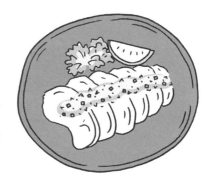

■ 만드는 법(1인분 기준, 298kcal)

① 냄비에 닭고기, 생강, 대파, 물을 많이 붓고 중불로 끓인다. 물이 끓으면 거품을
　　제거하면서 약불에서 8분 가열한다. 불을 끄고 잔열로 익힌다.
② A에 ①의 육수를 2큰술 넣고 섞어준다.
③ ①을 적당한 크기로 잘라서 접시에 담는다.
④ ②를 뿌리고 취향에 맞추어 고수와 레몬을 올린다.

제2장의 핵심

☐ 혈당치를 올리는 폭식을 삼간다.

☐ 폴리페놀 섭취로 동맥경화의 위험을 낮춘다.

☐ 탄수화물은 식사 맨 마지막에 먹는다.

☐ 건강검진을 올바르게 받는다.

☐ 발암성이 있다고 밝혀진 음식은 먹지 않는다.

☐ 이상적인 음주 생활은 일주일에 100그램이다(와인의 경우 8잔 정도).

☐ 혈당치가 오르지 않는 삶이 늙지 않는 요령이다.

☐ 밤에는 정식을 먹지 않는다.

남성의 고민과
여성의 걱정

제3장

발기부전은 연령과 동맥경화가 원인

뇌가 성적 자극을 감지하면 신경을 통해 음경으로 신호가 전달된다. 음경 동맥에 혈액이 모이면서 음경이 부풀어 오르게 되는데 이를 가리켜 '발기'라고 한다. 그런데 **노화로 인해 동맥경화가 진행되면, 혈류가 나빠져서 충분한 혈액을 보낼 수 없기 때문에** 발기가 되지 않는다든가, 발기가 되어도 단단한 정도가 약해지는 등의 증상이 발생한다. 이것이 바로 발기부전(ED)이다. 동맥경화는 동맥을 구성하고 있는 콜라겐이라는 단백질에 AGE가 쌓이면서 일어난다. 즉 발기부전을 예방하려면 역시 AGE가 생기지 않도록

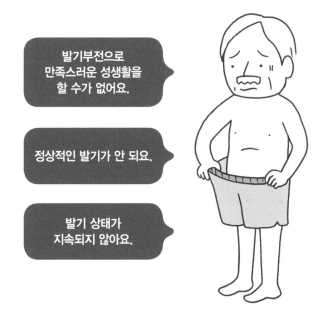

식생활을 개선해야 한다. 발기부전은 남성의 갱년기 장애 증상 중 하나로, 나는 이 갱년기 장애가 인간의 건전한 종족 번식을 위해 필요한 현상이 아닐까 생각한다. 동물이 종족을 존속해나가는 것은 정말 중요하고, 그러려면 생식행동이 관건이다. 가장 이상적인 종족 번식의 형태는 젊은 남녀가 성생활을 통해 새 생명을 잉태하는 것이다. 즉 젊은 여성과 젊은 남성이 서로를 선택해서 만나야 한다는 뜻이다. 그런데 만약 젊은 여성이 노화한 남성을 선택한다면 건강한 생명을 잉태할 수 있겠는가.

그렇기 때문에 남성은 나이를 먹으면 남성호르몬이 감소되고 그 결과로 여성들이 볼 때 남성다운 강인함이나 진취적이고 밝은 성격도 사라지며 결국 발기부전까지 일어나게 되는 것이다. 그렇게 되는 편이 건강한 종족 번식에 유리하기 때문이다.

발기부전 치료에 대해서는 다음에 설명하기로 하자.

노화가 잘못됐습니다

✔ 발기부전은 혈관 장해의 징조다!

ED와 AGE의 관계

Point1

발기부전은 전신의 혈관 장해 징조를 나타낸다.

Point2

AGE가 축적되면 발기에 필요한 일산화질소를 감소시킨다.

해결책은

❶ AGE를 낮춰주는 식생활을 한다.
❷ 항산화물질을 섭취한다.
❸ 적당한 운동을 한다.

남성의 갱년기는 어떻게 오나요?

남성호르몬은 50대가 되면 격감한다

남성의 갱년기 장애는 최근 들어 'LOH 증후군'으로 이름 붙여지면서 주목을 받고 있다. 새롭게 발견된 남성의 중요 질환인데, 치료는 가능하다. 남성호르몬인 테스토스테론의 분비가 나이를 먹을수록 줄어드는 것은 이미 알려져 있다. **50대가 되면 테스토스테론의 혈중 농도는 20대의 절반 수준으로 감소한다**고 한다. 그런 요인으로 인해 남성들도 여성과 마찬가지로 갱년기 장애를 겪게 되는 것이다. 하지만 그 증상은 여성의 경우와 전혀 다르다.

원래 남성이 활동적이고 진취적으로 행동할 수 있는 것은 테스

노화가 잘못됐습니다

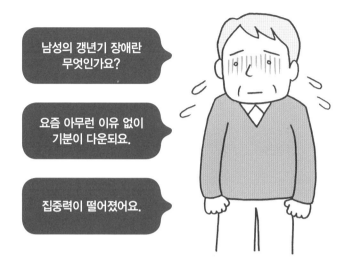

토스테론의 작용 때문이다. 그 원인 물질이라고 할 수 있는 호르
몬이 나이가 들면서 현격하게 감소하기 때문에, 기력이 떨어진다
거나 의기소침해지는 것이다. 구체적으로는 우울증, 불안감, 집중
력 저하 같은 정신, 심리장애로 고통을 겪기도 하고, 육체적 증상
으로는 ED(발기부전) 등을 호소한다. 이런 증상들이 더욱 더 자신
감을 떨어뜨리게 한다. 그러고 보면 남성들의 갱년기 장애도 상
당히 심각한 수준이라고 하겠다. 과거에는 '활력이 저하되었다고
는 해도 나이 탓이니까 아무 문제 없어'라며 심각하게 받아들이

✔ 남성호르몬 감소로 인한 증상

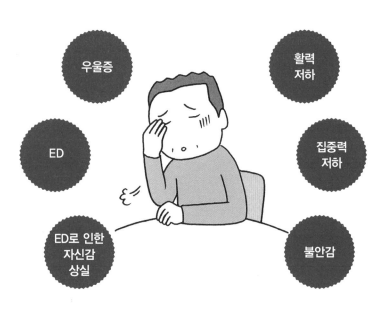

지 않았다. 하지만 지금은 부족한 남성호르몬을 보충하기만 하면 젊음을 되찾을 수 있는 시대다. 그 방법은 크림 상태의 남성호르몬 약을 음경 뒤쪽에 바르면 된다. 테스토스테론은 고환에서 만들어지기 때문에 음경에 바르면 큰 효과를 볼 수 있다.

노화가 잘못됐습니다

✔ 생애 주기에 따른 성 호르몬 분비

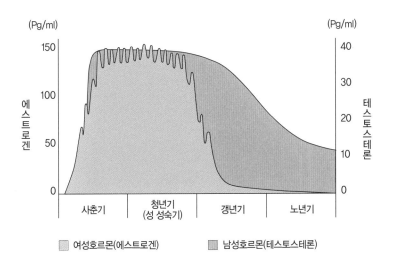

자료제공: 타네베 쿄코(種部恭子. 의료법인 사단 토세이카이(藤聖会) 여성 클리닉 We! TOYAMA 원장)

일본 산부인과 학회 편저 〈HUMAN+〉 중 내각부 남녀공동참여기획국에서 작성한 그래프를 기초로 작성.

✓ 남성호르몬은 보충할 수 있다!

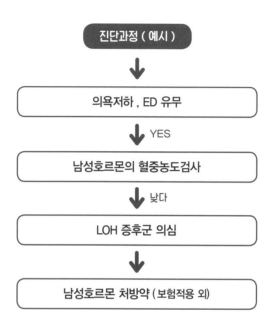

호르몬 보충으로 의욕과 활기 충전

주1회 정도 주사를 맞는 방법도 있지만, 크림 상태이기 때문에 누구나 손쉽게 사용할 수 있으므로, 개인적으로는 이 방법을 권한다. 경구용 약은 만들 수가 없다. 호르몬은 입으로 섭취하면 위에서 분해되어 버리기 때문이다. 내가 운영하는 클리닉에서는 남

노화가 잘못됐습니다

성 환자들에게 정신적 장애나 ED 등이 있는지 질문을 하고, 'YES' 라고 답변하는 분들에 대해서는 '유리(遊離) 테스토스테론'의 혈중 농도를 검사한다. 그리고 그 수치가 낮으면 LOH 증후군을 의심하게 되고, 희망자에 한해 이 크림을 처방한다. 혈중 농도를 측정한 다음 매일 발라야 하는지 주2회 정도로 바를지를 결정한다. 처음에는 반신반의했던 환자들이 처방 후에는 '의욕이 생긴다', '기분이 밝아졌다'며 놀라움의 반응을 보인다. 다만 보험 적용은 되지 않아서 3개월 치 비용이 약 3만 엔 정도다(한국의 경우, 한 알에 2,500~5,000원으로 다양하다 ─옮긴이).

물론 호르몬제를 사용할 것인가 말 것인가는 개인의 가치관에 따라 달라질 수 있다. 나 같은 경우는, 100세 시대를 살게 된 이상, **호르몬을 보충하는 방법으로 삶의 질을 높이는 공격적인 자세도 필요**하지 않을까 생각한다. 혹시라도 관심이 있는 분은 비뇨기과나 전문의에게 상담을 해보는 것도 좋겠다.

임신이 잘 되지 않는 이유가 뭘까요?

AGE가 태아에게 영향을 미칠 가능성은 있다

AGE는 노화를 촉진할 뿐 아니라 신체 여러 곳에 피해를 줄 위험성이 큰 물질이다. 개인적인 견해에서 임산부에게 있어서는 우선 태아에 영향을 미칠 가능성이 있다. 혈액 속에 AGE가 들어있다는 것은 이미 알고 있는 사실로, 그 수치가 높아지기도 하고 낮아지기도 할 뿐이다. 가장 큰 원인은 AGE가 함유된 식품을 먹느냐 먹지 않느냐, 그것이다. 그러므로 태아에게 AGE의 영향이 미치지 않게 하려면, **임신 중에는 센 불로 구운 고기나, 너무 많이 구워서 그을음이 생긴 스테이크 등은 피하는 것이 좋다.** 이 의견

노화가 잘못됐습니다

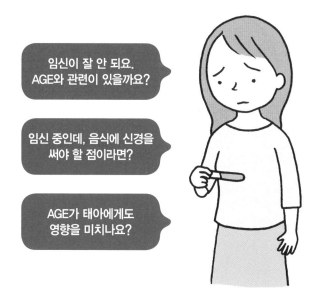

임신이 잘 안 되요.
AGE와 관련이 있을까요?

임신 중인데, 음식에 신경을
써야 할 점이라면?

AGE가 태아에게도
영향을 미치나요?

은 의학적으로 증명된 것은 아닌, 오랜 시간 연구해온 개인적인
견해다. 물론 전혀 먹지 않을 수는 없는 노릇이므로 가급적 피하
는 쪽으로 염두에 두기를 바란다는 뜻이다.

임신이 잘 안 되는 가장 큰 원인은, 결혼이 늦어지면서 신체적
인 노화가 시작되었기 때문이다. 여성이든 남성이든 나이를 먹을
수록 몸에 AGE가 쌓이게 되고, 그것이 노화를 촉진하는 원인으로
작용한다. 그렇다면 당연히 불임과 AGE는 관계가 있다고 할 수
있다. 앞으로 임신을 하고 아이를 건강하게 낳고 싶은 사람은, 결

✔ 임신 중에는 AGE를 피해야 한다!

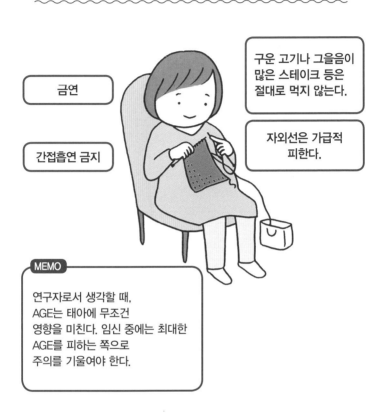

금연

간접흡연 금지

구운 고기나 그을음이
많은 스테이크 등은
절대로 먹지 않는다.

자외선은 가급적
피한다.

MEMO

연구자로서 생각할 때,
AGE는 태아에 무조건
영향을 미친다. 임신 중에는 최대한
AGE를 피하는 쪽으로
주의를 기울여야 한다.

혼 전부터 최대한 AGE에 신경을 써야 한다고 생각한다. 음식 섭

취를 끊는다고 해서 그 순간부터 당장 AGE가 감소하는 것은 아니

기 때문이다.

노화가 잘못됐습니다

임신을 하면
당뇨에 걸리기 쉬운가요?

출산 후에 살을 빼야 하는 이유

임신과 당뇨병의 관계는 크게 두 가지로 나눌 수 있다. 한 가지는 임신성 당뇨병이다. 그때까지는 당뇨병이 아니었는데, 임신 중에 검사를 하다 보니 '당뇨병' 또는 '경계성 당뇨병(당뇨병이라고 진단 내릴 만큼 고혈당은 아니지만, 혈당치가 정상보다 높은 상태)'으로 진단받은 경우다. 임신으로 인해 인슐린의 혈당 컨트롤 기능이 제대로 작동하지 않아서 생기는 질환이다. 임신성 당뇨병은 출산 후에 자연 치료되는 사람이 대부분이다. 단, **출산 후에 살이 빠지지 않으면 정말 당뇨병으로 전이**될 가능성도 있다. 그러므로 출

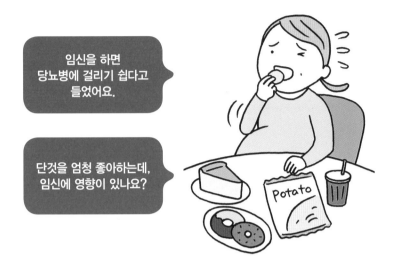

산을 하고 나면 체중관리에 각별히 신경을 쓰도록 하자.

또 한 가지는 당뇨병성 임신이다. 이 질환은 당뇨병을 앓고 있는 사람이 임신을 하는 경우에 발생할 수 있다.

당뇨병 환자가 임신을 해서 혈당치가 제대로 컨트롤되지 못하면 선천성 기형아를 출산할 가능성이 높다고 한다. 뿐만 아니라 유산을 비롯한 다양한 임신 중 트러블이 발생할 가능성도 높아진다. 그러므로 **당뇨병 여성이 임신을 원하는 경우에는, 혈당치를 정상 상태로 만들고 나서 임신을 하는 계획임신이 필요**하다. 혈당

노화가 잘못됐습니다

치가 높게 나오면 수치를 낮추는 생활에 집중하면서 정상 상태로 만들어야 한다. 그것이야말로 자신과 아이를 위한 일임은 두 말할 필요가 없다.

✔ 임신 중에 걸릴 수 있는 당뇨병

임신성 당뇨병

- '인슐린의 작용으로 혈당을 컨트롤'하는 기능이 임신으로 인해 제대로 작동하지 않는 것이 원인.
- 대부분의 경우 출산 후에는 완치.
- 출산 후에 살이 빠지지 않는 경우, 그대로 당뇨병으로 전이될 수 있다.

당뇨병성 임신

- 원래 당뇨병을 앓던 사람이 임신을 하는 것.
- 자각증상 없이 지내다가, 임신 후 검사 과정에서 당뇨병에 걸렸음을 알게 되는 경우도 있다.
- 당뇨병 환자가 임신을 하고 싶을 때는, 우선 당뇨병 치료를 할 것.
- 선천성 기형아를 출산할 가능성이 높아진다.
- 유산 등의 트러블이 발생할 가능성이 높아진다.

노화가 잘못됐습니다

제3장의 핵심 ───────────────

☐ AGE는 발기부전(ED)의 원인이 된다.

☐ ED에 효과적인, 바르는 약이 있다.

☐ 아이를 갖기 원한다면 평소에 AGE를 피해야 한다.

☐ 출산 후에 살이 빠지지 않으면 당뇨병에 걸릴 가능성이 높다.

☐ 임신 중에는 센 불에 구운 고기나 그을음이 묻은 스테이크를 피

  한다.

"인생의 봄날을 위한
증상별 회춘 대책"

제4장

흰머리가 점점 신경이 쓰여요

모발의 당화를 막아야 한다

나이를 먹을수록 신경 쓰이는 것이 흰머리. 하지만 모발에 관한 고민은 그것만이 아니다. 머리카락이 많이 빠진다. 예전에는 숱이 많아서 고민이었는데, 지금은 무스를 발라도 좀처럼 볼륨이 살지 않는다……. 이런 고민을 갖고 있다면 AGE 대책을 세워보자. 나이가 들면서 찾아오는 모발 트러블은, **머리카락이 자라는 모근 등 피부 부분이 당화를 일으키기 때문에 발생**하는 경우가 적지 않다. 모발 자체는 주로 섬유성 단백질로 이루어져 있다. 단백질이 당화하면서 AGE가 발생하기 때문에 손상이 일어나는 것이다. AGE에

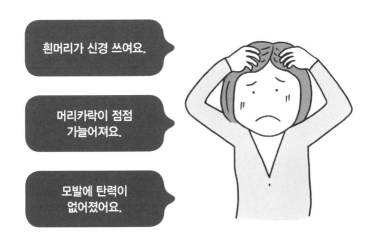

흰머리가 신경 쓰여요.

머리카락이 점점 가늘어져요.

모발에 탄력이 없어졌어요.

대한 대책으로는 '모자나 양산을 써서 두피에 자외선이 닿는 것을 피한다', '항 AGE 식품을 먹는다', '당질을 피한다', '적당한 운동을 한다' 등이 있다. 모두 모발에 좋은 영향을 미치는 방법들이다.

종종 '해조류를 많이 먹으면 머리숱이 많아진다'는 이야기를 듣는다. 하지만 앞서도 이야기했듯 모발은 단백질로 이루어져 있는데, 정작 해조류에는 단백질이 함유되어 있지 않다. 즉 **해조류는 모발의 소재가 되지 않는다**는 말이다. 근거 없는 풍문에 휩쓸리지 않도록 주의하자.

나는 10년도 넘게 남성용 탈모치료제를 복용하고 있는데, 확실히 효과가 있는 것 같다.

✔ 모발 트러블도 당화가 원인이다!

AGE 대책을 세운다.

자외선을
피한다.

항 AGE 식품을
먹는다.

걷기 운동을
한다.

당질을
피한다.

MEMO
모발은 단백질로 이루어져 있다. 미역 같은 해조류를 먹는다고 해서
모발이 풍성해지지는 않는다.

노화가 잘못됐습니다

모발에 윤기가 없어졌어요

모발에 AGE가 쌓이면 윤기를 잃는다

머리카락은 한 달에 약 1센티미터, 일 년이면 약 15센티미터 자란다. 하지만 무조건 자라는 것은 아니다. 일정 기간이 지나면 자연적으로 빠지기도 하고, 빠진 곳에서 다시 새 머리카락이 자라기도 한다. 머리카락의 수명은 대략 4~6년이다.

머리카락 한 올은 바깥쪽부터 안쪽으로 '큐티클', '콜텍스', '메듈라'라는 3중 구조로 되어있다. 모발의 윤기와 관계가 있는 것은 모발 볼륨의 10~15퍼센트를 차지하고 있는 큐티클 부분이다. 이 큐티클이 벗겨지면서 윤기가 없어지면 모발이 손상되었다고 한다.

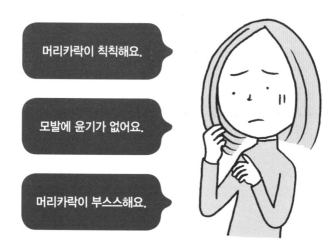

모발의 수명이 꽤 긴 데다가 바깥쪽부터 영향을 받기 때문에 큐티클이 가장 먼저 손상을 입게 되는 것이다. 또한 **큐티클의 케라틴 단백질에 AGE가 발생하면 모발의 번들거림이 감소하면서 윤기에도 영향을 미친다.** 두피는 어릴 때부터 자외선을 쐬기 때문에 두피와 모발에 활성산소가 생성된다. 그 때문에 더욱 더 AGE가 발생한다고 볼 수 있는 것이다. 두피와 모발을 자외선으로부터 지킬 것. 그리고 식사를 할 때도 AGE에 대한 대책을 세우는 것이 모발의 윤기를 유지하는 관건이다.

노화가 잘못됐습니다

✔ AGE가 큐티클에도 영향을 미친다!

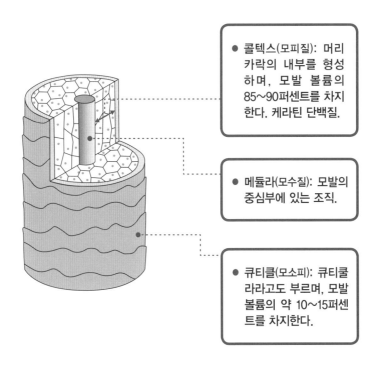

● 콜텍스(모피질): 머리카락의 내부를 형성하며, 모발 볼륨의 85~90퍼센트를 차지한다. 케라틴 단백질.

● 메듈라(모수질): 모발의 중심부에 있는 조직.

● 큐티클(모소피): 큐티쿨라라고도 부르며, 모발 볼륨의 약 10~15퍼센트를 차지한다.

노안(老顏)이라는 말을 자주 들어요

얼굴이 늙으면 몸도 늙을까?

동갑이라도 늙어 보이는 사람과 젊어 보이는 사람이 있다. 외형적으로 나이가 들어 보이는 사람은, 몸도 노화되어 있을 가능성이 높다는 연구결과가 2009년에 발표되었다. 2009년 덴마크에서 보고된 연구결과에 따르면, 900쌍의 쌍둥이 사진을 준비하고, 각각의 쌍둥이 중 '누가 더 늙어 보이나'에 대해 제3자로 하여금 판정을 내리게 했다. 그 후에 쌍둥이들을 7년 동안 추적 조사한 결과, '늙어 보인다'라고 판정을 받은 사람의 사망률이 약 2배 이상 높은 것으로 나타났다. 또한 '코펜하겐시티 하트스테이'에 참가한 40세

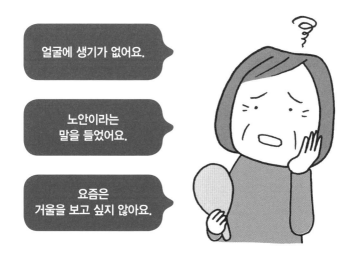

이상의 1만 885명을 대상으로 이들을 35년 동안 추적 조사한 결과, 외형적인 노화 증상(두정부의 탈모, 전두부의 탈모, 귓불의 깊게 패임, 눈꺼풀의 뾰루지 등)과 심근경색 발생율과의 사이에 상당한 상관관계가 있음이 밝혀졌다. 외관의 노화 증상이 많을수록 심근경색 발병율이 높아진다는 것이다. 노화 증상을 3~4가지 정도 가진 사람은 심근경색의 위험이 57퍼센트, 심장병의 위험이 39퍼센트 상승했다. 일반적으로 외형적인 기준으로 나이를 판단할 때 주름이나 피부 처짐 등을 참고로 하는데, 이는 AGE의 축적이 영향을 미친다고 생각할 수 있다.

✔ 노안과 질병은 연관성이 있다!

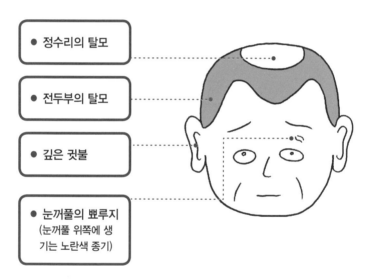

- 정수리의 탈모
- 전두부의 탈모
- 깊은 귓불
- 눈꺼풀의 뽀루지
(눈꺼풀 위쪽에 생기는 노란색 종기)

※ 안티에이징을 위한 100가지 질문을 기초로 작성.

노화가 잘못됐습니다

얼굴에 기미가 생기고 탄력이 없어졌어요

식사, 피부관리, 생활습관 되돌아보기

기미의 색은 AGE의 색이라고 생각하면 된다. 이러한 AGE의 반응을 메일라드반응(Maillard reaction)이라고 부르는데, 거무스름하고 갈색을 띠기 때문에 갈변반응이라고 한다. 고령자들에게서 많이 볼 수 있는 기미나 **'노인성 색소반(검버섯)' 역시 당화의 진행이 원인**이다. 피부는 바깥쪽에서부터 표피, 진피, 피하조직으로 이루어진 3층 구조로 되어 있다. 표피의 AGE가 멜라노사이트(멜라닌을 생성하는 세포)에서의 멜라닌(피부를 구성하는 검은색 색소) 생성을 높이고, 기미를 악화시키는 원인으로 작용하는 것이다. 개인적인

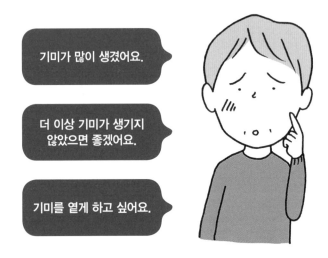

견해로 '피부 노화의 원인은 음식이 50퍼센트, 피부 관리가 25퍼센트, 생활습관이 25퍼센트'라고 생각한다. 기미를 없애고 싶다면 우선 음식으로 섭취하는 AGE를 줄이는 것이 가장 중요하다.

- 굽고 튀기는 조리법을 피한다.
- 당질을 최소화하는 식생활을 한다.

아름다운 피부를 유지하려면 이런 노력들을 마다하지 않아야 한다. 또한 기미처럼 노화에 따르는 피부 트러블을 개선할 수 있

노화가 잘못됐습니다

✔ 이렇게 하면 피부가 좋아진다!

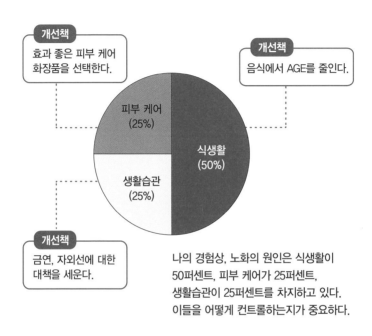

개선책
효과 좋은 피부 케어 화장품을 선택한다.

개선책
음식에서 AGE를 줄인다.

피부 케어
(25%)

식생활
(50%)

생활습관
(25%)

개선책
금연, 자외선에 대한 대책을 세운다.

나의 경험상, 노화의 원인은 식생활이 50퍼센트, 피부 케어가 25퍼센트, 생활습관이 25퍼센트를 차지하고 있다. 이들을 어떻게 컨트롤하는지가 중요하다.

는 다양한 화장품들이 나와 있으므로, 신중하게 선택해서 사용해 보는 것도 좋은 방법이다. 생활습관으로는 규칙적인 운동이 필수다. 예를 들면 비만은 피부에 마이너스이므로 규칙적이고 자신에게 맞는 운동습관을 들이도록 하자. 뿐만 아니라 흡연, 자외선 등도 피부의 크나큰 적이다. 탄력있고 아름다운 피부를 원한다면 이들을 적극 제한하지 않으면 안 된다.

식품보조제로 피부 노화를 예방

현대인들은 극단적인 영양부족 상태는 아니다. 그렇기 때문에 몇 가지 영양소만 보강하면 몸에 좋은 효과를 볼 수 있다는 결과가 나와있다. 나는 생활 속에서 보조제를 균형 있게 사용하는 것을 긍정적으로 생각한다. 다만 **보조제를 구입할 때는 반드시 성분표를 체크해야 한다.** 유효성분이 적다거나 향료 같은 불필요한 성분이 들어있는 보조제는 피해야 한다. 항 AGE작용 등 피부 노화를 막아줄 수 있는 보조제를 선택하자.

짙은 기미도 개선할 수 있다!

AGE로 인해 생긴, 옅은 색의 기미에는 항 AGE 화장품을 사용하면 효과를 기대할 수 있다. 표피의 신진대사 기간은 40일이다. 비교적 빨리 얇아지기도 하고, 사이즈가 작아지는 등의 개선 효과를 볼 수 있다. 진피까지 파고 든 기미도 개선 가능한데, 여기서 **주목해야 할 것이 바로 블루베리 추출 엑기스이다.** 2008년, 로레알에서 '당화한 피부를 블루베리로 크게 개선했다'는 내용의 논문을 발표했다. '블루베리 추출 엑기스가 진피에 쌓여있는 AGE를 감소시켰다'는 연구결과를 얻게 된 것이다. 하지만 진피의 콜라겐

노화가 잘못됐습니다

섬유의 수명이 길어서, 효과를 실감할 수 있는 것은 수개월 이후라야 가능하다.

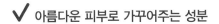

✔ 아름다운 피부로 가꾸어주는 성분

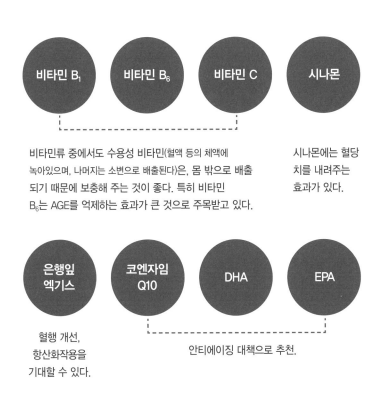

비타민 B₁ 비타민 B₆ 비타민 C 시나몬

비타민류 중에서도 수용성 비타민(혈액 등의 체액에 녹아있으며, 나머지는 소변으로 배출된다)은, 몸 밖으로 배출되기 때문에 보충해 주는 것이 좋다. 특히 비타민 B₆는 AGE를 억제하는 효과가 큰 것으로 주목받고 있다.

시나몬에는 혈당치를 내려주는 효과가 있다.

은행잎 엑기스 코엔자임 Q10 DHA EPA

혈행 개선, 항산화작용을 기대할 수 있다.

안티에이징 대책으로 추천.

✔ 블루베리가 산화 피부를 개선한다!

이상적인 피부	AGE 피부	블루베리

표피 / 진피

표피가 얇고 매끈하다. 진피가 두껍게 유지되어 있다. 거무칙칙하지 않고, 투명감 있는 피부.

표피가 두껍고 울퉁불퉁. 진피는 얇고 탄력이 없다. 진피에 쌓인 AGE 갈색이 피부 표면에 연한 노란색을 띠게 한다.

AGE 반응을 일으킨 피부에 블루베리 추출 엑기스를 바르면, 진피에 쌓여있던 AGE가 감소되면서, 이상적인 피부에 가까운 상태로까지 개선된다.

노화가 잘못됐습니다

피부에 주름이 늘고 자꾸만 처져요

피부 마사지는 오히려 역효과

젊을 때는 얼굴을 자주 찡그리거나 해서 피부에 주름이 생겨도 표정만 바꾸면 주름이 금방 사라졌다. 진피 속에 탄력성이 뛰어난 콜라겐 섬유가 있어서 피부의 유연성을 유지할 수 있기 때문이다. 풍선을 손으로 눌러도 다시 동그랗게 되는 것처럼, 탄력성이 있으면 주름은 생기지 않는다. 하지만 AGE로 인해 노화가 진행된 피부는 진피 속 콜라겐 섬유가 유연성을 잃고 단단해져 있다. 그 때문에 얼굴에 주름이 생기면 그대로 굳어버려서 원상복귀가 어려워지는 것이다. 주름이나 피부 처짐을 막을 목적으로 마사지를 받

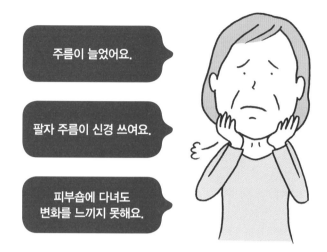

기도 하고, 미용 롤러로 얼굴을 부지런히 셀프 마사지하는 사람도 적지 않은 것 같은데, 이는 오히려 역효과만 가져올 뿐이다. 당화로 인해 단단해져버린 피부를 잡아당기거나 롤러로 문지르는 행동은, 단순히 피부를 움직여보는 것에 불과하다. 일부러 주름을 더 만들어 버리는 꼴이랄까. 실제로 피부과 의학도서를 찾아보아도 **'마사지는 주름이 더 생기게 하므로 절대 금물'**이라도 적혀 있다. 마사지는 절대로 해서는 안 되는 행위임을 명심하자. '표정 근육을 단련하면 주름이 없어진다'는 말도 거짓말이다. 표정 근육을 단련하는 행위는 피부를 문지르거나 움직이는 것이기 때문에 오히려 주름만 늘어나게 할 뿐이다.

노화가 잘못됐습니다

✔ 주름은 이렇게 생긴다!

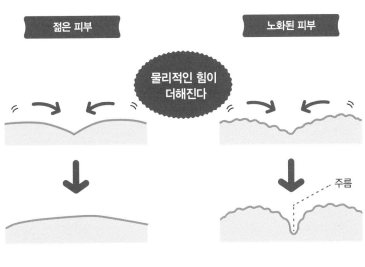

젊은 피부

노화된 피부

물리적인 힘이
더해진다

주름

탄력이 있기 때문에 돌아온다.

깊게 패인 상태 그대로다.

피부가 자꾸만
누렇게 변해요

항 AGE 화장품으로 생기를 되찾자

투명감이 없어지고 피부가 전체적으로 누렇게 변하는 증상은 피부 노화가 시작되었음을 알려주는 신호다. 그 원인은 두 가지가 있다.

한 가지는, 자외선을 쬐어서 피부 표면에 멜라닌 색소가 쌓이는 것. 또 한 가지는 진피 세포의 당화가 진행되었기 때문으로 생각할 수 있다. 앞에서도 설명한 것처럼, AGE는 다갈색 물질이기 때문에 당화가 진행되면 하얗던 피부가 점점 누렇게 되는 것이다. POLA 화장품 연구소의 연구 결과, 연령이 올라갈수록 진피의

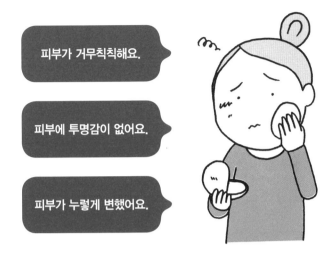

AGE 축적량이 증가한다는 것을 알게 되었다. 아무 대책도 세우지 않으면 나이를 먹으면서 피부가 누렇게 변한다. 피부를 젊고 탄력 있게 유지하려면 당화의 진행을 막는 것이 중요하다. 그대로 방치하면 피부 전체가 누렇게 변하게 된다. 식생활은 물론이고 피부 케어에 있어서도 AGE 대책은 반드시 필요하다. 구체적으로 이야기하자면 피부 오염이나 오래된 각질을 완전히 제거한 후, 항 AGE 화장품으로 지속적인 관리를 해야 한다. 현재 AGE 대책에 효과적이라고 알려져 있는 피부 케어 성분은 다음 표와 같다. 예를 들면 **동백나무에 들어있는 성분은 특허까지 나와 있**

으며, 피부 노화와 누렇게 변하는 증상을 막아주고 아름다운 피부로 만들어 준다.

✔ 누렇게 변한 피부를 개선해주는 성분

블루베리	삼백초
은행잎	서양산사나무
동백나무	카르노신
홍차 발효차	카테킨
카라긴	비타민 C
마로니에	피리독사민인산

노화가 잘못됐습니다

피부가 건조하고 각질이 생겨요

콜라겐 팩은 의미가 없다

피부의 촉촉함이 사라졌을 때 콜라겐 성분이 들어있는 팩을 한다는 사람들이 의외로 많은 것 같다. 앞에서도 설명했듯이, 진피 속에 탄력성이 뛰어난 콜라겐 섬유가 있어서 탱탱한 피부를 만들어준다는 것은 알고 있는 사실. 그렇다면 피부 겉에 콜라겐을 발라주면 더욱 효과가 있지 않을까하고 생각할 수도 있다. 하지만 콜라겐은 분자량이 커서 피부 겉에 발라도 표피나 진피 속으로 침투하지 못한다. 피부 콜라겐은 체내에서 만들어지기 때문에, 외부에서 공급한다는 것은 말이 되지 않는다. 결국 팩으로 피

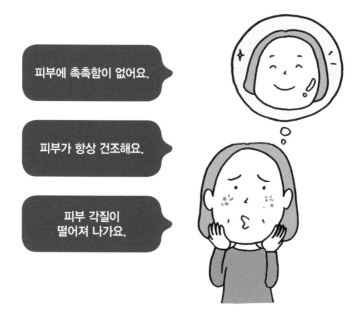

부에 콜라겐을 공급해보려는 행위 자체는 아무 의미가 없다는 뜻이다. 촉촉한 피부를 원한다면 **물을 많이 마시기 바란다.** 물은 세포의 주성분일 뿐 아니라 우리 몸의 60~70 퍼센트를 차지하고 있는데, 새로운 물이 공급되지 않으면 오래된 물이 몸속을 순환하게 된다. 피부 세포는 하나하나가 물로 채워져 있기 때문에, 신선한 물을 끊임없이 마셔주어 수분을 새 것으로 바꾸어주어야 한다. 체내에서 사용하고 남은 포도당이 혈관 속으로 흡수될 때 수분이 공급되지 않으면, 혈관 내의 당 농도가 높아져서 단백질이

노화가 잘못됐습니다

물을 하루 2리터 이상 마시기!

콜라겐 성분이 들어있는
팩을 한다.

하루에 물을
2리터 이상 마신다.

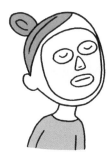

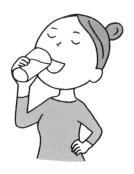

콜라겐은 분자량이 크기 때문에
표피나 진피에 스며들지 못한다!

수분을 많이 섭취해서
피부 세포를 촉촉하게 한다.

나 고지방 등과 결합되어 AGE로 변할 확률도 높아진다. 그러므로 피부를 위해서도, 몸을 위해서도 수분은 충분히 보충해주어야 한다.

아이처럼 맑은 피부를 갖고 싶어요

피부는 다시 아름다워질 수 있다

2009년에 로레알 연구소가 아름다운 피부를 원하는 여성들에게 희망의 빛을 안겨다주는 논문을 발표했다. 연구를 위해 진행된 이 조사에서는 55세 이상의 당뇨병을 앓고 있는 여성 20명을 모아서, 얼굴과 손, 팔 등에 하루 2회 **항산화에 효과가 있는 블루베리 추출액을 발라주었다.** 이 실험을 12주 동안 지속한 결과, 주름, 팔자 주름, 색조, 매끈거림, 색소침착, 보습성 등 모든 항목에서 개선되는 결과를 얻었다. 몸 밖에서의 항 AGE 대책이 효과가 있다는 사실이 입증된 것이다. 지금까지 이야기한 것처럼, 항

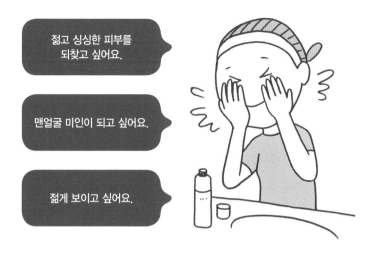

AGE 대책은 나이와 함께 수반되는 피부의 고민을 해소시켜 준다. 하지만 이 연구를 통해 이미 AGE가 축적되어 있는 피부도 대책을 세워서 관리를 잘해주면 젊음을 되찾을 수 있다는 것이 밝혀진 셈이다. 몇 살이든 몸의 안과 밖에서 항 AGE 대책을 실행하면 확실히 피부를 젊고 건강하게 소생시킬 수 있다.

✔ 아름다운 피부를 위한 10가지 수칙

- 체중을 이상적으로 유지한다.
- AGE가 많이 함유된 식사를 피한다.
- 피부를 문지르지 않는다.
- 피부에 AGE가 쌓이지 않게 한다.
- 너무 자주 세안을 하지 않는다.
- 보조제를 유용하게 활용한다.
- 항 AGE 작용이 있는 피부 케어 아이템을 사용한다.
- 식사 후 가볍게 운동을 한다.
- 자외선 대책을 세운다.
- 금연을 물론, 담배 연기를 피한다.

아름다운 피부를 위한 10가지 수칙을 실천하자

지금부터 아름다운 피부로 가꾸고 싶다는 분은, 위의 10가지 수칙과 다음 페이지의 항목을 꾸준히 실천하기 바란다.

노화가 잘못됐습니다

✔ 피부는 문지르면 안 된다!

~~~

✕

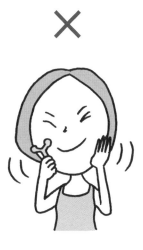

마사지, 미용 롤러는
효과가 적다.

◯

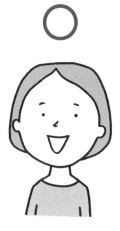

피부는 문지르거나
잡아당기면 안 된다.

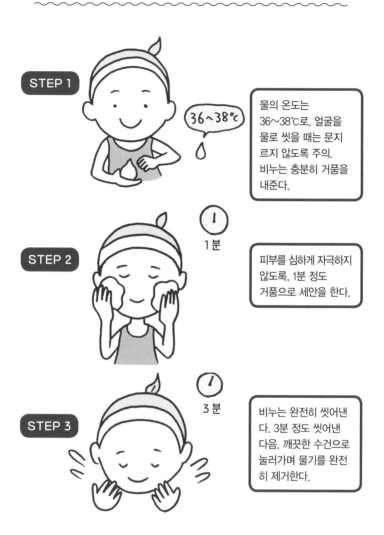

✔ 올바른 세안법

STEP 1

36~38℃

물의 온도는 36~38℃로. 얼굴을 물로 씻을 때는 문지르지 않도록 주의. 비누는 충분히 거품을 내준다.

STEP 2

1분

피부를 심하게 자극하지 않도록, 1분 정도 거품으로 세안을 한다.

STEP 3

3분

비누는 완전히 씻어낸다. 3분 정도 씻어낸 다음, 깨끗한 수건으로 눌러가며 물기를 완전히 제거한다.

노화가 잘못됐습니다

세안, 클렌징은 하루 한 번으로 충분

아름다운 피부를 원한다면 절대로 문지르거나 잡아당기면 안 된다. 세안이나 클렌징을 할 때 피부를 문지르는 것도 마찬가지다. 필링, 모공 팩도 이제는 안녕, 세안을 할 때는 표면에 묻은 먼지 정도만, 최대한 자극 없이 제거하는 것을 명심하자. 그리고 세안은 하루 한 번으로 충분하다. 너무 자주 씻으면 먼지나 자외선 같은 외부 스트레스로부터 피부를 지켜주는 각질층이 없어져버리므로 주의해야 한다. 세안 후에는 항 AGE 성분이 들어있는 화장품으로 피부를 정리하면 주름이나 기미를 예방할 수 있다. AGE 마키타 클리닉의 홈페이지를 참고하시기 바란다.

식사 기술의 세 가지 포인트

아름다운 피부를 위해서는 무엇을 어떻게 먹는지가 중요하다. 기본은 항 AGE 식사. 피부 미용에 관해서는 특히 다음 세 가지 포인트에 집중해야 한다.

① 날것에 가깝게 먹는다.

항 AGE 대책에 있어서 절대적으로 피해야 할 것은 고온으로 조리한 음식이다. 될 수 있는 한 날것 또는 날것에 가까운 상태가 가장 이상적이다.

② 당질을 최대한 피한다.

체내에서 당화를 일으키는 것은 주식인 밥과 빵 등 탄수화물 그리고 단 음식이다. 당질은 최대한 먹지 않도록 주의하자.

③ 와인을 마신다

술은 건강에 해롭다고 알려져 있지만, 종류나 마시는 법을 연구하면 AGE를 막을 수 있다. 가장 추천하는 것은 와인으로, 특히 화이트 와인은 다이어트 효과도 있다. 앞서 소개한 레시피는 살짝 데친 소고기에 피부 미용 효과가 높은 올리브오일을 뿌린 샐러드다.

액체 음료는 당질 가운데서도 가장 빨리 몸에 흡수되므로 각별한 주의를 요한다. 시판 중인 과즙 100퍼센트 주스도 과연 피부 미용에 효과가 있는지 의심스러운 부분이 있다. 과당이나 항산화 방지제 같은 첨가물을 넣는 경우가 많기 때문이다. 위에 소개한 음료를 직접 만들어서 먹으면 안심할 수 있을 것이다.

노화가 잘못됐습니다

피부에서 윤이 나게 하는 요리 만드는 법

> ### 소고기와 냉이로 만드는 샐러드

■ 재료(1인분 기준)

- 신선한 소고기 약간
- 잘 씻은 냉이 약간
- A : 폰즈간장소스 2큰술,
  볶은 참깨 1큰술, 올리브
  오일 2작은술

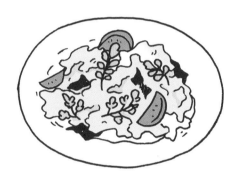

■ 만드는 법(338kcal, AGE
1,020KU, 당질량 5.5g)

① 냄비에 물을 넉넉하게 끓이고, 소고기를 한 장씩 데쳐서 얼음물에 담가두었
다가 물기를 잘 제거한다.
② 그릇에 모든 재료를 올리고 잘 섞은 뒤 A를 뿌린다.

✔ 아름다운 피부를 위한 음료 만드는 법

믹스 주스

항산화력으로 큰 주목을 받고
있는 블루베리가 들어간 음료

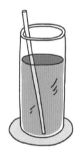

- ■ 재료(2인분 기준)
- • 오렌지 1개
- • 사과 1/2개
- • 블루베리 100g

- ■ 만드는 법
- ① 오렌지 과즙을 짜고, 사과는 껍질을 벗겨서 작게 썰어준다.
- ② 믹서에 모든 재료를 넣고 갈아준다.

두유 카푸치노

두유와 항산화력이 풍부한
시나몬을 함께 넣은 음료

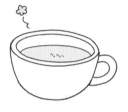

- ■ 재료(2인분 기준)
- • 두유 1컵
- • 블랙커피 1/2컵
- • 시나몬 파우더 조금

- ■ 만드는 법
- ① 냄비에 두유, 커피를 넣고 중불로 데운다.
- ② 컵에 붓고 시나몬 파우더를 뿌려준다.

노화가 잘못됐습니다

✔ 피부 미용에 좋은 근육 트레이닝을 하자

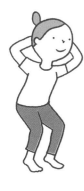

• **팔굽혀펴기 15~20회**

팔 근육은 물론 대흉근이라고 하는, 가슴의 큰 근육을 움직임으로써 근력을 향상시킨다. 일반적인 팔굽혀펴기가 어려운 사람은 무릎을 바닥에 대고 해도 충분히 효과가 있다.

• **스쿼트 15~20회**

다리에 있는 대퇴사두근이나 햄스트링 등을 단련할 수 있다. 등 근육을 일자로 펴고 허벅지와 바닥이 수평이 될 때까지 무릎을 구부린다. 올바른 자세로 천천히 해 보자.

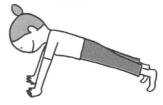

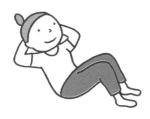

• **복근(윗몸일으키기) 15~20회**

복근군에는 많은 근육들이 모여 있다. 이곳을 단련하는 것은 근력 향상에 아주 효율적이다. 너무 빠르고 세게 일어나지 말고, 복부의 근육을 느끼면서 천천히 하는 것이 중요하다.

▎주 2회, 두 달동안 근육 트레이닝을 하자

마흔을 넘기면 근육량이 1년에 1퍼센트 감소하고 지방은 늘어난다. 근육은 혈당을 가두는 역할을 하기 때문에, **근육량이 많으면 그만큼 혈당치도 억제해준다.** 반대로 말하면, 근육량이 줄어들면 혈당치도 올라가고 AGE의 증가로 이어진다. 하지만 근육을 만들기 위해 체육관 등을 찾을 필요는 없다.

주 2회, 우선은 두 달 정도, 앞서 소개한 근육 트레이닝을 집에서 해보자. 근육량이 늘어나는 것을 실감할 수 있을 것이다. 최소한 두 달 동안은 절대로 포기하지 말고 지속해보기 바란다. 또한 식후 15분 이내에 걷기 운동을 하면, AGE 식사로 인한 혈당치 상승을 막을 수 있다. 가볍게 걷는 정도의 운동은 식사 후 바로 해도 큰 무리가 없다.

자외선이 피부에 미치는 악영향은 상상 이상이다

자외선을 쐬면 멜라닌색소가 대량 발생한다. 지표에 닿는 자외선은 UVA와 UVB가 있는데, 자외선의 90퍼센트를 차지하는 UVA는 진피를 구성하는 콜라겐 섬유를 변성시킨다. **자외선에 의해 발생한 활성산소가 세포의 산화를 일으키고, 주름이나 피부 처짐 등의 원인**이 되는 것이다. 뿐만 아니라 AGE도 증가한다.

한 연구에서 햇볕이 닿지 않는 곳의 피부는 AGE 수치가 현저하게 낮다는 결과도 나왔다.

노화가 잘못됐습니다

✔ 자외선을 피한다!

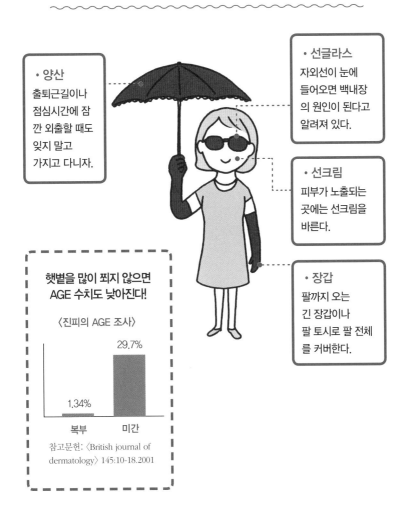

• 양산
출퇴근길이나
점심시간에 잠
깐 외출할 때도
잊지 말고
가지고 다니자.

• 선글라스
자외선이 눈에
들어오면 백내장
의 원인이 된다고
알려져 있다.

• 선크림
피부가 노출되는
곳에는 선크림을
바른다.

• 장갑
팔까지 오는
긴 장갑이나
팔 토시로 팔 전체
를 커버한다.

**햇볕을 많이 쬐지 않으면
AGE 수치도 낮아진다!**

〈진피의 AGE 조사〉

29.7%

1.34%

복부　미간

참고문헌: 〈British journal of
dermatology〉 145:10-18.2001

제4장의 핵심 ──────────────

☐ 식생활을 바꾸면 피부는 젊어진다.

☐ 주름, 기미는 AGE가 원인이다.

☐ 피부는 문지르면 노화한다.

☐ 근육 트레이닝이 아름다운 피부를 만든다.

☐ 하루 2리터 이상의 물로 피부를 촉촉하게 하자.

☐ 피부에 좋은 보조제를 섭취한다.

☐ 블루베리 엑기스는 당화 피부를 개선해준다.

"야속한 시간을 멈추는 20가지 음식"

제5장

혈당치를 떨어뜨리고 혈행을 촉진하는 시나몬

시나몬은 녹나무과의 상록수 나무 껍질을 벗겨서 만드는 향신료 중 하나다. 시나몬에는 프로안토시아닌이라는 성분이 함유되어 있는데, 이 프로안토시아닌은 폴리페놀의 일종으로 혈당치를 내려주는 작용이 있다는 것이 밝혀졌다. '혈당치를 내려준다는 말은 즉 비만을 예방한다'는 말이기도 하다. 또한 시나몬에는 항산화작용과 살균작용, 혈행촉진작용, 피부미용 효과 등이 있어서, 안티에이징에 최적인 식재료라고 할 수 있다. 다만 시나몬으로 만든 빵이나 과자는 당분이 많기 때문에 피하는 것이 좋다. 커피나 홍차 등 음료의 향을 낼 때 사용하면 좋다.

노화가 잘못됐습니다

- 제대로 먹는 법 -

- 시나몬을 많이 먹으면 간에 무리가 갈 수 있으므로 주의.
- 미트볼이나 스프의 맛을 낼 때 소량씩 사용하면 좋다.
- 시나몬은 막대기 상태와 파우더 상태, 설탕이 들어간 시나몬 슈거가 있다. 당질이 없는 것으로 선택해서 사용하자.

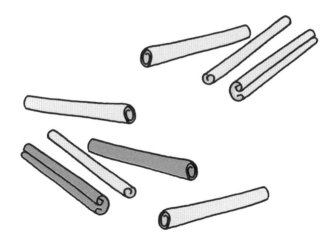

피로회복에 딱 좋은
참치와 가다랑어

참치와 가다랑어에는 피로회복에 효과가 좋은 카르노신이라는 성분이 풍부하게 들어있다. 카르노신은 아미노산의 일종으로, 다양한 동물의 골격근에 분포되어 있다. 참치와 가다랑어가 엄청난 속도로 바닷속을 헤엄칠 수 있는 것도 카르노신 때문인데, AGE가 체내에 쌓이지 않도록 하는 효과도 있다. 참치에는 나쁜 콜레스테롤을 줄여주는 EPA, 간 기능을 좋게 하는 메티오닌 등이 함유되어 있고, 가다랑어에는 뼈를 튼튼하게 하는 비타민 D, 항산화작용이 있는 비타민 E 등이 들어있다. 참치와 가다랑어 모두 동맥경화를 막아주는 타우린과 빈혈을 예방하는 철분, 비타민 B12도 풍부하다.

- 제대로 먹는 법 -

- 회나 타다키 등 최대한 날것에 가까운 상태로 먹자.
- 구워서 먹을 때는 표면만 살짝 익히는 정도로 먹자.
- 피가 덩어리진 것 같은 혈합육은 단백질과 철분, 타우린 등 영양소가 풍부한 부위이다. 향신료나 양념 등을 잘 배합해서 먹자.

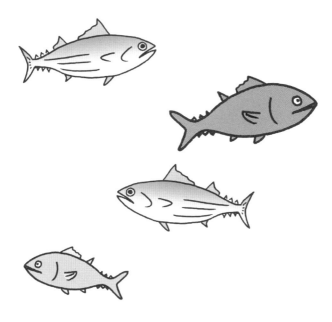

비타민 B1이 풍부하고 AGE를 억제하는 돼지고기

비타민 B군 중에서 B1과 B6에 강력한 AGE 억제 기능이 있다는 것이 알려졌다. 돼지고기는 비타민 B군이 풍부한데, 특히 비타민 B1이 소고기의 무려 14~19배에 달한다. 비타민 B1은 우리 온몸의 당화를 억제하여 노화를 방지할 뿐 아니라, 면역력 향상도 기대할 수 있다. 부위에 따라 함유된 성분이 다른데, 아연은 특히 어깨 등심, 안심, 간 등에 많이 들어있다.

- 제대로 먹는 법 -

- 돼지고기의 비계에는 중성지방과 콜레스테롤을 증가시키는 포화지방산이 많이 들어있으므로, 제거하거나 삶아서 먹자.

- 비타민 B1은 물에 잘 녹기 때문에 몸속에 저장이 안 된다. 매일 조금씩 섭취하자.

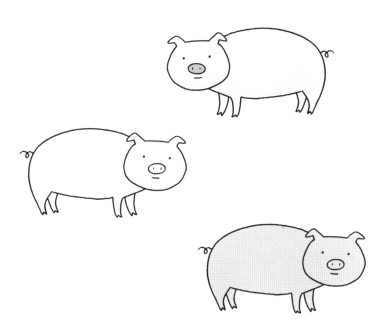

단백질을 공급하고 비타민 B군이 풍부한 소고기

소고기에는 단백질과 비타민 B군이 풍부하게 들어있다. 또한 인간이 체내에서 만들어낼 수 없는 필수 아미노산이 8종류나 함유되어 있다. 이들 영양소는 근육과 혈액을 만들고, 체내 조직이 정상적으로 재생될 수 있도록 돕는 역할을 한다. 간에는 비타민 B6가 많이 들어있다. 비타민 B6는 강력한 항 AGE 작용을 한다. 반면에 소고기는 대장암 발병과 연관이 있다는 지적을 받고 있다. 나는 소고기 자체가 나쁘다기보다 생육 환경에 문제가 있다고 생각한다. 사육 호르몬제나 항생제를 먹여서 키운 소가 인간에게 치명적인 영향을 미칠 가능성도 배제할 수 없는 것이다.

노화가 잘못됐습니다

- 제대로 먹는 법 -

- 스테이크의 경우는 너무 많이 굽지 않도록 한다. 가급적 이면 레어로 먹자.

- 스키야키보다는 샤브샤브로 먹으면 AGE를 줄일 수 있다.

- 조리 전에 식초나 레몬을 뿌려두면 AGE를 줄일 수 있다.

- 단맛이 나는 향신료나 양념은 피하도록 한다.

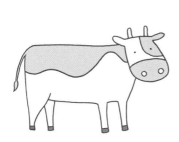
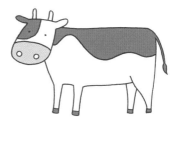

항산화 작용으로 피로회복에 좋은 닭가슴살

닭고기의 특징 중 하나는 운동 능력 유지에 도움이 되고, 피로 회복 효과가 있는 카르노신이 함유되어 있다는 점이다. 철새들이 수천 킬로미터를 날아다닐 수 있는 것도 이 카르노신 덕분이다. 카르노신은 특히 닭가슴살에 많이 들어있으며, 항산화작용뿐 아니라, 산화한 단백질이 몸에 축적되기 전에 분해 배출되도록 돕는다. 또한 닭고기에는 비타민 A가 함유되어 있는데, 비타민 A는 피부나 점막을 단단하게 만들어 주어 바이러스나 세균으로부터 지켜주는 기능이 있다. 뿐만 아니라 닭고기에는 비타민 B6도 많이 함유되어 있다.

노화가 잘못됐습니다

- 제대로 먹는 법 -

- 닭고기의 지방질은 혈액을 맑게 해주고 나쁜 콜레스테롤을 줄여주는 오레인산과 리놀산이 풍부하므로 껍질도 버리지 말고 먹자.
- 가슴살은 저온에서 요리하면 살이 부드러워지고 AGE의 양도 억제한다.
- 물에 녹는 영양성분이 많기 때문에, 삶아서 먹는 경우에는 국물까지 먹는 것이 좋다.

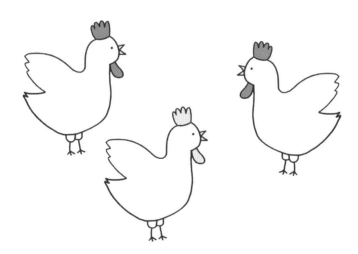

당뇨병을 막아주고
간 건강을 지켜주는 브로콜리

브로콜리나 컬리플라워 같은 '십자화과' 야채에는 설포라판이라는 성분이 함유되어 있다. 설포라판은 혈당치를 낮추어 준다고 알려져 있으며, 간 건강을 지켜주어 간에서 이루어지는 당의 대사를 원활하게 해 준다. 또한 높은 항산화 기능을 갖고 있는데, 그 기능이 무려 3일이나 유지되는 것이 특징. 노화의 원인인 AGE가 만들어지는 것을 막아주기도 한다. 특히 브로콜리의 새싹인 브로콜리 스프라우트는 당뇨병으로 인한 합병증의 위험률을 낮추는 효과가 있다. 브로콜리에는 점막이나 피부를 지켜주는 비타민 A와 비타민 C도 들어있다.

노화가 잘못됐습니다

- 제대로 먹는 법 -

● 브로콜리의 줄기도 영양소가 풍부하므로 요리에 모두 사용하도록 하자.

● 비타민 C나 스르포라판은 수용성이므로, 삶기보다 스프로 만들어서 국물까지 마시도록 하자.

● 브로콜리 스프라우트는 날것으로 먹으면 영양분을 놓치지 않고 섭취할 수 있다.

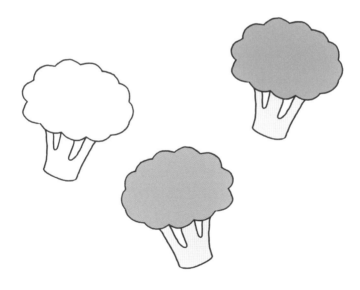

혈관을 튼튼하게 하고 피부를 맑게 해주는 토마토

토마토의 붉은색 성분인 리코핀은 항산화작용이 강해서 베타카로틴의 2배, 비타민 E의 100배에 이른다. 암을 예방해주고, 혈당치를 내려주며 지방이 쌓이는 것을 막아주는 효과도 있다. 껍질 부분에 많은 케르세틴(폴리페놀의 일종)은 혈관을 튼튼하게 해 주는 작용을 하여 동맥경화 예방에 큰 도움이 된다. 토마토에는 항산화 작용이 강하고 AGE가 쌓이는 것을 막아주며 체지방 증가를 억제하는 알파리포산과 피부 미용에 효과가 있는 비타민 C도 풍부하게 들어있다. 젊음과 아름다움을 유지하기를 원한다면 꼭 챙겨먹어야 하는 야채다.

노화가 잘못됐습니다

- 제대로 먹는 법 -

- 색깔이 진할수록 리코핀 함유량이 많으므로 가능하면 붉게 익은 것을 고르자.
- 리코핀은 기름과 함께 섭취하면 체내 흡수율이 올라간다. 드레싱이나 올리브 오일과 함께 껍질째로 먹자.

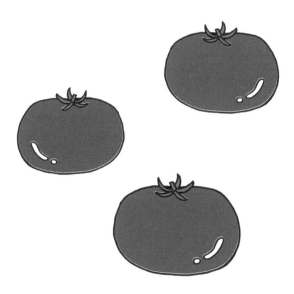

세포의 노화를 늦추고
눈 건강을 지켜주는 시금치

시금치는 젊음을 유지할 수 있게 해주는 비타민 A, C, E와 철분
이 풍부하다. 이들은 모두 젊고 건강하게 살 수 있도록 역할을 하
는 영양소들이다. 특히 점막을 지켜주고, 뼈나 피부, 눈의 건강을
유지하게 해 주는 비타민 A가 풍부해서, 반 단(100g)으로 일일 권
장량의 40퍼센트를 섭취할 수 있다. 또한 항산화 작용을 하는 알
파리포산도 들어있어서 AGE 생성을 억제해주며 세포의 노화도
늦출 수 있다.

노화가 잘못됐습니다

- 제대로 먹는 법 -

- 시금치에는 옥살산(수산)이라는 항 영양소가 들어있어서 너무 많이 먹으면 신장 이상과 결석의 원인이 되기도 한다. 살짝 데쳐서 옥살산을 제거한 다음 먹도록 하자.

- 시금치는 겨울이 제철. 겨울에 수확한 것은 여름에 비해 3배 이상 비타민 C를 함유하고 있다는 데이터도 있다. 제철을 고려해서 먹자.

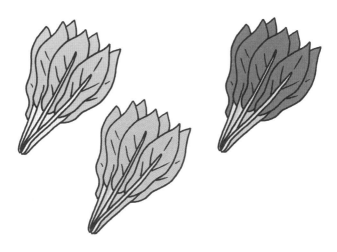

피를 맑게 하고 발암성 물질을 제거하는 마늘

마늘의 독특한 냄새의 근본 물질 성분인 알리신은 자르거나 찧는 등 강한 자극을 주면 발생한다. 높은 항산화작용을 갖고 있으며 세포의 노화를 막는다. 피로회복과 몸속의 나쁜 균, 바이러스 등을 격퇴하고, 동맥경화 예방과 혈액을 맑게 하는 효과도 있다. 발암성 물질을 제거하는 작용도 한다. 알리신은 비타민 B1과 함께 하면 효능이 더욱 높아진다. 비타민 B1을 많이 함유한 돼지고기나 콩가루, 장어, 참깨 등과 함께 섭취하면 좋다. 마늘 자체에도 비타민 B1은 들어있다.

노화가 잘못됐습니다

- 제대로 먹는 법 -

● 알리신은 살균작용도 강하기 때문에 과식하면 위 점막이나 위벽을 상하게 할 수 있으므로, 잘 조절해서 적당량을 먹도록 하자.

● 알리신은 세포를 파괴하면 나오기 때문에, 조리 직전에 칼로 살짝 이겨서 먹는 것이 좋다.

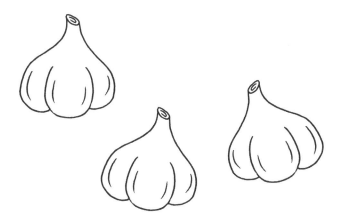

암을 예방하고
장내 환경을 조절하는 버섯

버섯류는 저칼로리로 당질이 낮고 식이섬유도 풍부해서 체중이 신경 쓰이는 사람에게 추천하는 식재료다. 장속 환경도 정리해준다. 비타민 D를 대량으로 함유하고 있는 것도 특징이다. 비타민 D의 혈중 농도가 높은 사람은 간암이나 유방암 등 대부분의 암 발병율이 낮은 것으로 알려져 있다. 칼슘 흡수에는 반드시 비타민 D가 필요하기 때문에, 골다공증 예방에도 효과적이다. 목이버섯은 특히 비타민 D가 풍부하다. 버섯류는 칼륨이 많고 나트륨이 적어서 혈압이 걱정인 사람도 적극적으로 섭취할 수 있다.

노화가 잘못됐습니다

- 제대로 먹는 법 -

- 버섯류는 밑뿌리 부분을 잘라내면 나머지는 깨끗하므로 굳이 씻을 필요가 없다.
- 버섯국이나 찌개 요리를 해서, 녹아있는 영양소까지 모두 먹는 것이 좋다.
- 버섯은 냉동보관도 가능하다.

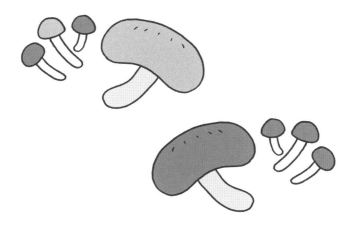

혈전 생성을 억제해 뇌경색을 예방하는 낫또

낫또가 건강에 좋다고 하는데 정말 그런 것 같다. 나는 하루도 빠짐없이 먹고 있다. 발효식품인 낫또는 장을 깨끗하게 하는 뛰어난 정장효과가 있다. 아울러 낫또의 끈적끈적한 균사에 들어있는 나토키나아제는 혈액의 주성분인 피브린에 작용하여 분해시키는 역할을 한다. 그렇기 때문에 뇌경색 등을 예방하는 효과도 기대할 수 있는 것이다. 나토키나제는 섭취 후 10~12시간 정도 효과가 지속된다고 한다. 대부분의 사람들이 아침에 낫또를 먹는 것 같은데, 사실은 밤에 먹는 것이 좋다. 뇌경색을 일으키는 혈전은 새벽부터 아침에 걸쳐 생기는 경우가 많기 때문이다.

노화가 잘못됐습니다

- 제대로 먹는 법 -

- 낫또에 달걀을 섞어서 먹을 때는 노른자만 넣는다. 흰자에 들어있는 아비딘이라는 성분은, 낫또에 들어있는 비오틴이라는 피부 미용 효과가 높은 성분의 작용을 방해하기 때문이다.
- 무즙이나 김치와 섞어서 술안주로도 안성맞춤이다.

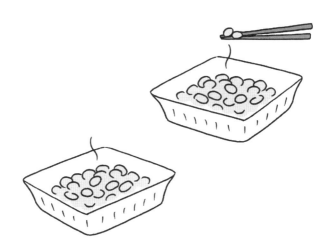

시력 회복에 좋고 피부 노화를 막는 블루베리

라즈베리, 크랜베리 등 여러 가지 베리 중에서 가장 추천하고 싶은 것은 블루베리다. 블루베리에는 폴리페놀의 일종인 안토시아닌이 풍부하게 들어있어서, 노화를 촉진하는 AGE를 줄여주는 효과가 있다. 안토시아닌에는 시력 회복 효과도 있기 때문에, 컴퓨터나 스마트폰을 장시간 이용해서 늘 눈이 피곤한 비즈니스맨들이 많이 먹으면 좋다. 또한 블루베리 추출 엑기스는 피부 노화로 인한 피부 변색 개선에도 효과가 있다. 건강과 아름다움을 원한다면 적극 권하는 과일이다.

노화가 잘못됐습니다

- 제대로 먹는 법 -

- 그대로 요구르트에 섞거나 샐러드에 넣어서 먹자.
- 보조제가 많이 나와 있기는 하지만, 생과일로 먹는 것을 추천한다.

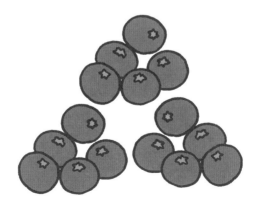

강력한 항산화력으로 비타민을 공급해주는 키위

키위는 영양가가 높아서, 원산지인 중국에서는 오래된 약학서에도 이름이 올라있을 정도다. 비타민 C와 E는 항산화력이 강해서 활성산소의 공격으로부터 세포를 지켜주는데, 키위에 함유되어 있는 비타민 C와 E의 양은 과일 중에서도 단연코 최고다. 우리의 몸을 녹슬지 않도록 지켜주는 든든한 아군이라고나 할까. 뿐만 아니라 키위에는 키위 폴리페놀이라는 특유의 폴리페놀이 들어 있는데, 항산화력이 강해서 전신의 안티에이징과 피부 미용에 큰 도움을 준다. 칼륨도 많아서 부종이나 고혈압 방지에도 좋다. 물론 식이섬유도 풍부하다.

노화가 잘못됐습니다

- 제대로 먹는 법 -

- 비타민 C, E는 열에 약하므로 날것 그대로 먹자.

- 폴리페놀은 껍질에 많이 들어있다. 껍질을 깨끗하게 씻어서 통째로 먹는 것이 가장 이상적이다.

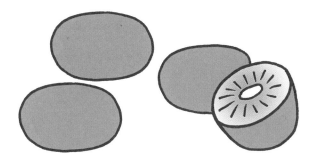

식품 속 AGE를 줄여주는 식초와 레몬

레몬이나 식초의 '새콤하다'고 느끼는 신맛의 성분은 구연산이다. 구연산에는 살균효과뿐 아니라, 신진대사를 원활하게 하고 혈액을 맑게 해주며, 피로회복과 항산화효과도 있다. 레몬에는 항산화력이 뛰어난 비타민 C가 듬뿍 들어있기 때문에 생활습관형 질병 예방에 최적이라고 할 수 있다.

식초는 곡물이나 과일 등을 발효시켜서 만드는 것으로 혈당치를 내려주는 효과가 있다고 알려져 있다. 또한 식품 속 AGE를 줄여주고 혈압을 내려주기도 한다. '튀김 요리에 레몬이나 식초를 뿌리면 요리의 AGE가 반 이상 줄어든다'는 연구 결과도 나와 있다.

노화가 잘못됐습니다

- 제대로 먹는 법 -

- 튀김이나 볶음요리 등에는 레몬이나 식초를 뿌려서 먹자.
- 구연산은 가열해도 파괴되지 않는다.
- 식초에 들어있는 구연산이나 아미노산은 피로회복에 있어서 빼놓을 수가 없다. 여름에 섭취하면 더위를 타지 않는다.

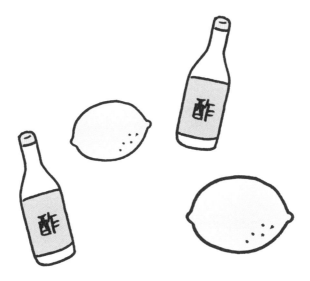

간까지 도달해서
활성산소를 억제하는 참깨

참깨는 '만병을 예방해준다'고 오래전부터 알려져 온 식품이다. 참깨에는 참깨 리그난이라는 특유의 미량 성분이 들어있다. 참깨 리그난이란 세사민 등을 포함하고 있는, 항산화물질의 총칭이다. 앞서 이 책에서도 소개한 것처럼, 항산화작용을 하는 물질은 많이 있지만, 활성산소가 잘 발생하는 간까지 도달하는 성분은 리그난 뿐이다. 콜레스테롤 증가를 억제하고, 간 기능을 회복시키는 효과가 있는 것으로 밝혀졌다. 그 외에도 비타민 B1과 E, 식이섬유나 단백질, 철분, 칼슘 등 다양한 영양소가 함유되어 있다.

노화가 잘못됐습니다

- 제대로 먹는 법 -

- 껍질은 소화가 잘 안 되므로, 볶아서 먹자.

- 볶음 참깨를 절구로 빻거나 다지면 흡수력이 올라간다.

- 깨에는 참깨, 들깨, 검은 깨 등이 있는데, 검은 깨에는 폴리페놀의 일종인 안토시아닌도 함유되어 있다. 무엇을 먹어야 할지 모를 때는 검은 깨를 고르자.

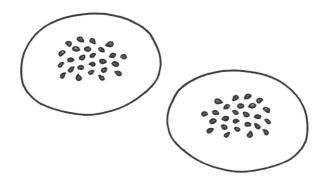

혈당치 상승을 억제하고 다이어트에 좋은 올리브오일

40대에 들어서면 적극적으로 양질의 기름을 먹기 바란다. 지질 (脂質)은 세포막의 재료가 되는 중요한 영양소이기 때문이다. 특히 추천하고 싶은 것은 올리브 오일이다. 빵이나 파스타 등의 당질에 올리브 오일을 넣으면 혈당치 상승을 억제하는 것으로 알려져 있다. 2013년에 발표된 논문에 따르면, 질 좋은 엑스트라 버진 올리브 오일을 듬뿍 곁들인 지중해식 다이어트를 하면 체중이 빠지는 것은 물론, 심장발작이나 뇌졸중의 발생률이 30퍼센트나 떨어진다고 한다.

노화가 잘못됐습니다

- 제대로 먹는 법 -

- 매일 오일을 한 스푼씩 먹어보자.

- 조미료로서의 올리브 오일을 적극적으로 활용하자.

- 가능하면 '콜드 프레스'라고 해서, 열을 가하지 않은 상태
  에서 짜낸 것이 좋다. 정확하게 품질관리가 된 오일을 선
  택해서 사용하자.

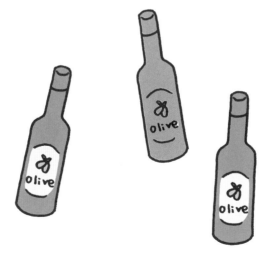

초콜릿의 원료인 카카오는 폴리페놀 덩어리다. 엄청난 항산화력을 가지고 있어서, 혈압을 낮춘다거나 AGE의 양을 줄여주는 작용을 한다. 일을 하다가 입이 심심할 때는 초콜릿을 먹는 것이 좋다. 다만 제과점 등에서 판매하는 밀크 초콜릿은 카카오의 비율이 낮아서, 당질과 지질이 대부분이다. 카카오 함유량이 많은 상품을 고르자. 내가 환자들에게 추천하는 초콜릿은 카카오 함유량이 70퍼센트 이상이다. 카카오 함유량이 많으면 많을수록 쓴맛이 나는데, 풍미가 일품이다.

- 제대로 먹는 법 -

- 휴대하고 다니면서 공복감이 들 때마다 먹으면 좋다.

- 화이트 초콜릿은 다크 초콜릿에 비해 폴리페놀의 양이 떨어진다. 뿐만 아니라 당질이 높은 초콜릿은 피하자.

- 카카오 성분 70% 이상인 초콜릿을 하루에 25g 정도 섭취하는 것이 이상적이다.

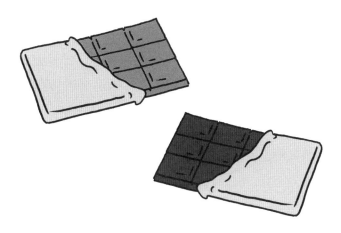

적당히 마시면
장수를 도와주는 블랙커피

　여러 통계조사를 종합해볼 때 커피에는 당뇨병 발생을 억제하는 효과가 있는 것으로 보인다. 또한 커피 섭취량이 사망률과 반비례하기도 한다. 커피를 전혀 마시지 않는 사람과 비교할 때, 하루에 3잔을 마시는 사람과 4~5잔을 마시는 사람은 12퍼센트, 6~7잔의 경우는 16퍼센트까지 사망률이 감소하는 것으로 나타났다. 다만, 어디까지나 '잘 로스팅한 오리지널 블랙커피'를 마셨을 때의 이야기다. 설탕을 잔뜩 넣었다거나 당질이 많은 캔 커피는 별개의 문제다. 그런데 커피를 너무 많이 마시면 카페인 과열로 이어져, 신경증과 불면증 등을 일으킬 수도 있다.

　　　　　　　　　　　　　　　　노화가 잘못됐습니다

- 제대로 먹는 법 -

- 로스팅한 커피를 블랙으로 마시자.
- 하루 4~5잔, 진한 커피는 3잔 정도가 적당하다.
- 캔 커피는 손대지 않는 것이 좋다.
- 편의점에서 판매하는 원두커피는 훌륭한 선택지들 중 하나가 될 수 있다.

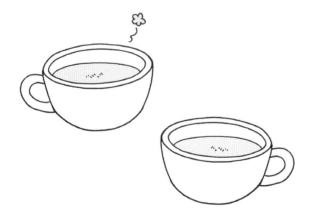

나쁜 콜레스테롤을 줄여주고 암을 예방하는 녹차

녹차에는 폴리페놀의 일종인 카테킨이 듬뿍 들어있다. 카테킨은 살균작용과 나쁜 콜레스테롤을 줄여주고, 암을 예방하는 등의 효과가 있다. 또한 AGE의 발생을 90퍼센트 이상 억제하는 효과도 빼놓을 수 없다. 뿐만 아니라 높은 항산화작용을 갖는 비타민 A, C, E도 들어있다. 홍차에도 폴리페놀이 많이 들어있어서 콜라겐의 당화를 막아준다. 하지만 녹차나 홍차는 카페인이 들어있으므로, 밤에 마시려면 항당화작용이 있는 삼백초차나 장미꽃차, 항산화작용이 높은 루이보스티 등을 추천한다.

- 제대로 먹는 법 -

- 녹차의 카테킨은 찻잎에 뜨거운 물을 부어서 마시는 것보다, 말차를 그대로 먹을 때 섭취할 수 있는 영양소다.
- 비타민 B1, B6를 함유한 두유 200cc에 녹차 분말 한 큰술을 넣은 두유 말차는 안티에이징 음료로 적극 권한다.

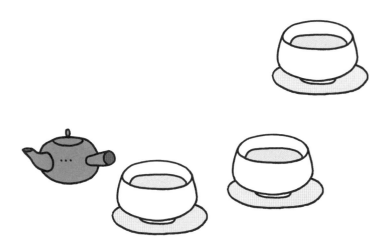

항산화에 좋은 레드 와인, 다이어트에 좋은 화이트 와인

레드 와인에는 항산화력이 뛰어난 폴리페놀이 잔뜩 들어있다. 레스베라트롤, 케르세틴, 카테킨 등의 폴리페놀은 동맥경화와 암, 치매 예방 효과가 있다. 물론 AGE도 억제한다.

화이트 와인은 나쁜 균을 제거하여 장내 환경을 관리하는 주석산, 사과산 등의 유기산을 많이 함유하여 대장암을 예방한다. 또한 화이트 와인은 미네랄 성분의 영향으로 다이어트 효과도 있는 것으로 알려져 있다. 단, 당질이 많은 단맛보다는 신맛 타입을 선택하는 것이 좋다.

레드 와인, 화이트 와인 모두 혈당치를 낮춰준다.

노화가 잘못됐습니다

- 제대로 먹는 법 -

● 과음은 금물이다. 유리잔으로 한두 잔이 적당하다. 물론 술을 잘 마시는 사람은 조금 더 마셔도 좋다.

● 와인과 함께 같은 양의 물을 마시면 알코올의 혈중 농도를 떨어뜨려서 다음날 술기운이 남지 않는다.

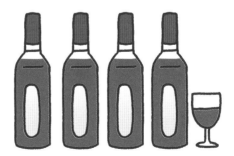

함께, 건강하게, 행복하게

약 40년간 의사로서의 길을 걸어왔습니다. 저는 당뇨병 전문의이지만, 특히 투석 단계까지 간 환자들을 주로 치료하고 있습니다. 그리고 모두가 건강하게 오래 살 수 있도록, 암이 생기면 최고의 교수에게 수술을 받게 하고 있습니다. 하지만 가장 중요한 것은 병에 걸리지 않도록 예방하는 것입니다. 이 책에 그 예방법을 상세하게 썼습니다. 한 명이라도 더 많은 분들이 건강해지기를 바라면서 저 자신도 행복감을 느낀답니다.

이 책에 쓴 것처럼, 건강과 젊음을 위협하는 AGE를 줄여나가면 우리 몸도 변합니다. 이 책을 읽은 분들 모두가 건강하고 젊게, 행복한 인생을 보내시기를 기원합니다.

마키타 젠지

노화가 잘못됐습니다

1 마키타 젠지(牧田善二), 다이아몬드사(ダイヤモンド社), 《의사가 전하는 식사 기술 2/ 실천바이블. 20만 명의 환자를 진료하며 깨달은 의학적으로 올바른 식사법 70(医者が教える食事術2 実践バイブル 20万人を診てわかった医学的に正しい食べ方70)》/ 국내에 《식사가 잘못됐습니다2 실천편》으로 출간됨.

2 마키타 젠지(牧田善二), 다이아몬드사(ダイヤモンド社), 《의사가 전하는 식사 기술/ 최강의 교과서- 20만 명의 환자를 진료하며 깨달은 의학적으로 올바른 식사법 68(医者が教える食事術 / 最強の教科書 - 20万人を診てわかった医学的に正しい食べ方 68) 》/ 국내에 《식사가 잘못됐습니다》로 출간됨.

3 마키타 젠지(牧田善二), 신성출판사(新星出版社), 《당질 제한 밀프랩으로 날씬해지기(糖質オフのやせる作りおき)》

4 마키타 젠지(牧田善二), 일본 문예사(日本文芸社), 《잠을 이룰 수 없을 만큼 재미있는, 그림으로 보는 당질 이야기(眠れなくなるほど面白い図解 糖質の話)》

5 마키타 젠지(牧田善二), 신성출판사(新星出版社), 《늙지 않는 사람은 이

것을 먹고 있다(老けない人はこれを食べている)》/ 국내에 《젊음을 유지하고 건강하게 사는 백년 식사》로 출간됨.

6 마키타 젠지(牧田善二), 주부의 벗, 《의사가 가르치는 아름다운 피부 케어의 기술(医者が教える美肌術)》

7 마키타 젠지(牧田善二), 신성출판사(新星出版社), 《의사, 마키타 젠지가 직접 전하는, 늙지 않는 사람의 최강 레시피(医師・牧田善二が直伝 老けない人の最強レシピ)》

8 마키타 젠지(牧田善二), SB크리에이티브(SBクリエイティブ), 《늙고 싶지 않다면 "AGE"를 줄이세요, 우리의 몸이 당화하지 않는 현명한 생활의 기술(老けたくないなら「AGE」を減らしなさい　カラダが糖化しない賢い生活術)》

9 마키타 젠지(牧田善二), 겐토샤 신서(幻冬舎新書), 《건강검진의 90%는 틀렸다(人間ドックの9割は間違い)》

10 마키타 젠지(牧田善二), 주부의 벗, 《닥터 마키타의 신 아름다운 피부를 위한 상식테스트 40 – 아직 그 누구도 알지 못하는 극비 특종 연발!(Dr.牧田の新・美肌常識テスト40　―まだ誰も知らない極秘スクープ連発!)》

11 야마기시 쇼이치(山岸昌一) 편집, 오타 히로아키(太田博明) 감수, (메디컬리뷰사(メディカルレビュー社), 《노화물질 AGE의 세계에 흠뻑 빠지다!

안티에이징을 위한 100가지 질문(老化物質AGEsワールドに迫る!アンチエイジングのための100の質問)》

12 메디컬리뷰사(メディカルレビュー社), 〈화이트 2019년 11월호(Vol.7 No.2) (WHITE 2019年11月号(Vol.7 No.2)〉

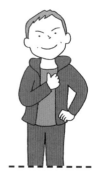

노화가 잘못됐습니다

초판 1쇄 인쇄 2021년 12월 30일
초판 1쇄 발행 2022년 1월 7일

지은이 마키타 겐지
옮긴이 김윤희
펴낸이 신경렬

편집장 유승현 책임편집 김이한 편집 최혜빈, 최장욱
마케팅 장현기
디자인 박현경
경영기획 김정숙 김태희
제작 유수경
표지 및 본문 디자인 엔드디자인

펴낸곳 ㈜더난콘텐츠그룹
출판등록 2011년 6월 2일 제2011-000158호
주소 04043 서울시 마포구 양화로12길 16, 7층(서교동, 더난빌딩)
전화 (02)325-2525 | 팩스 (02)325-9007
이메일 book@thenanbiz.com | 홈페이지 www.thenanbiz.com

ISBN 978-89-8405-553-7 03510